原书
第6版

孕育

——镜头下的40周

［瑞典］伦纳特·尼尔森　琳达·弗塞尔／摄影

［瑞典］拉尔斯·汉伯格　古德伦·阿瓦斯卡尔／撰文

桂林／译

科学普及出版社

·北　京·

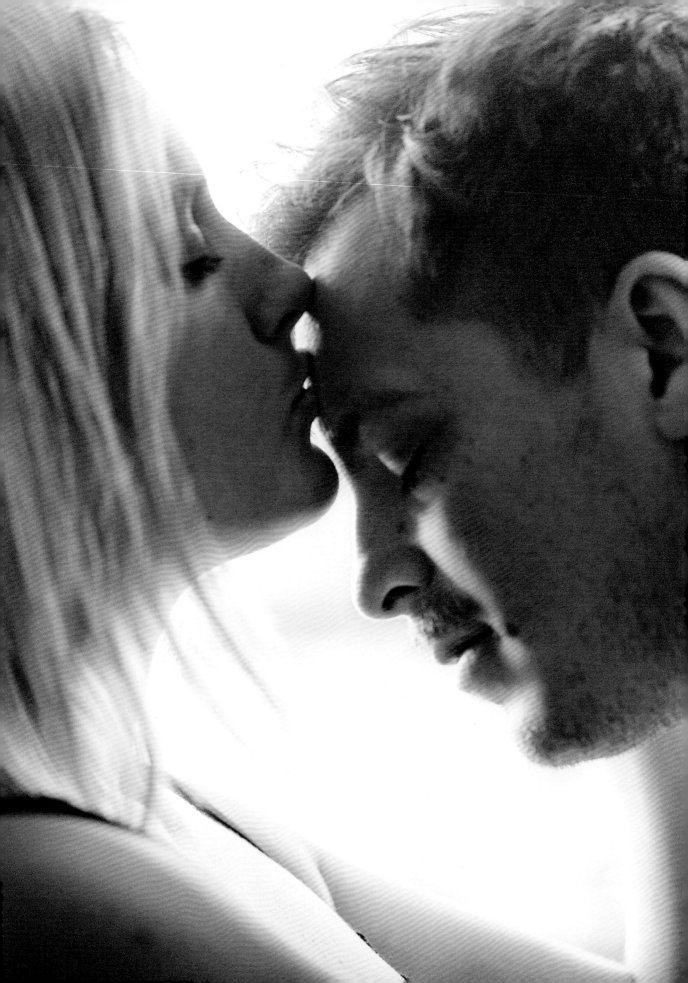

目　录

经典永恒

男人和女人 9

爱情的化学反应 10　人类的遗传密码 13　男还是女 17

准妈妈 18　月经周期 22　排卵 25　准爸爸 30

深入精子制造"工厂" 32

受精与受孕 39

踏上与卵子相遇的旅程 40　让卵子显露出来 44

创造一个新生命 50　穿越输卵管的旅行 53

在子宫里软着陆 59　当自然受孕无能为力的时候 63

怀孕 71

怀孕的早期征兆 72　变化，每天都在发生 74　发育初期的大脑 76

第一次心跳 79　确认怀孕 83　身体和面部初具规模 84

往返脊髓的信号 89　初具外形的小小人类 90　眼睛和耳朵 93

母与子的循环系统相遇 94　胚胎变成胎儿 100　舒服还是痛苦？ 102

影响怀孕的因素 106　产前保健 111　快速生长的阶段 116

是不是一切都好？ 121　产前检测 124　水中生活 127

旅程过半 130　子宫里的生活 136　几乎已经做好了迎接外面生活的准备 141

早产 142　负担越来越重了 148　只剩下几周时间 154

"卸货"的时候快要到了 157　预产期已过 163

分娩，分娩！ 167

分娩的最初迹象 169　医院里的时光 172　产前阵痛 180

缓解疼痛的方法 182　降生途中的宝宝 186　欢迎来到新世界 190

通过剖宫产迎接新生命 195　你是那么可爱！ 199　出生后的首日秀 204

伦纳特·尼尔森 209

致　谢 210

索　引 211

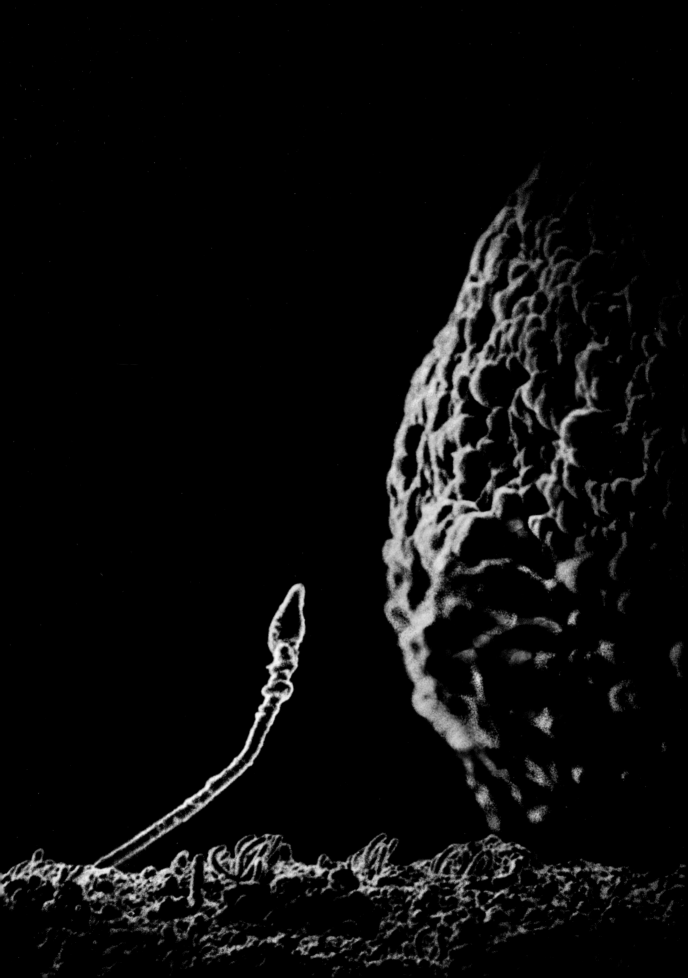

经典永恒

1965 年 10 月，阿尔伯特·邦尼尔斯出版社（Albert Bonniers Förlag）出版了本书的瑞典语首版。文稿部分由阿克塞尔·英格尔曼 – 松德贝里（Axel·Ingelman–Sundberg）教授，以及克拉斯·维尔森（Claes Wirsén）助教撰写，而那些划时代的照片则是由伦纳特·尼尔森（Lennart Nilsson）拍摄。在这本书中，通过展示准父母日常生活中的点点滴滴，读者观摩了一次妊娠，也就是胚胎在子宫中生长发育的全过程。与此同时，他们还伴随准父母进入产房，一同迎接新生儿的诞生，观察那些新生命如何面对外部世界，开始新生活。

同一年的早些时候，《生活》（Life）杂志曾以《出生前的生命戏剧》为题刊登了伦纳特·尼尔森拍摄的部分照片。那期杂志在数天内销售一空，而这篇文章随后也成了该杂志历史上的里程碑。不久之后，人类首次登月成功并从月球的角度拍摄了地球照片。与这些标志性的影像一样，伦纳特·尼尔森的照片使我们能够通过与以往完全不同的视角观察自身。

在随后的时间里，本书经历数次改版。得益于医学技术与摄影技术的进步，伦纳特·尼尔森能够拍摄出更新、更好的照片，用来替换原版照片。这些年来，我们对胚胎在子宫内的发育过程也有了更加深刻的了解。同时，孕产妇护理也发生了改变。为了体现这些变化，新的撰稿人更新了文稿的部分内容。本书还曾经被拍摄成为电视节目，迄今为止，全球观众人数已达数百万之多。

您正在看的是本书的第 6 版。它仍以伦纳特·尼尔森提供的经典照片为基础，补充了一些由琳达·弗塞尔（Linda Forsell）拍摄的纪实照片，而文稿部分则是由拉尔斯·汉伯格（Lars Hamberger）教授以及助产士古德伦·阿瓦斯卡尔（Gudrun Abascal）撰写。我们从 2016 年开始本次改版工作，一年后伦纳特·尼尔森去世。我们相信，他一定会为本次改版的完成而骄傲。

伦纳特·尼尔森影像首席执行官　安妮·菲尔斯特伦（Anne Fjellström）
邦尼尔·法克塔出版社高级编辑　佩尔·维瓦尔第（Per Wivall）

本书译自英文第 6 版。—编者注

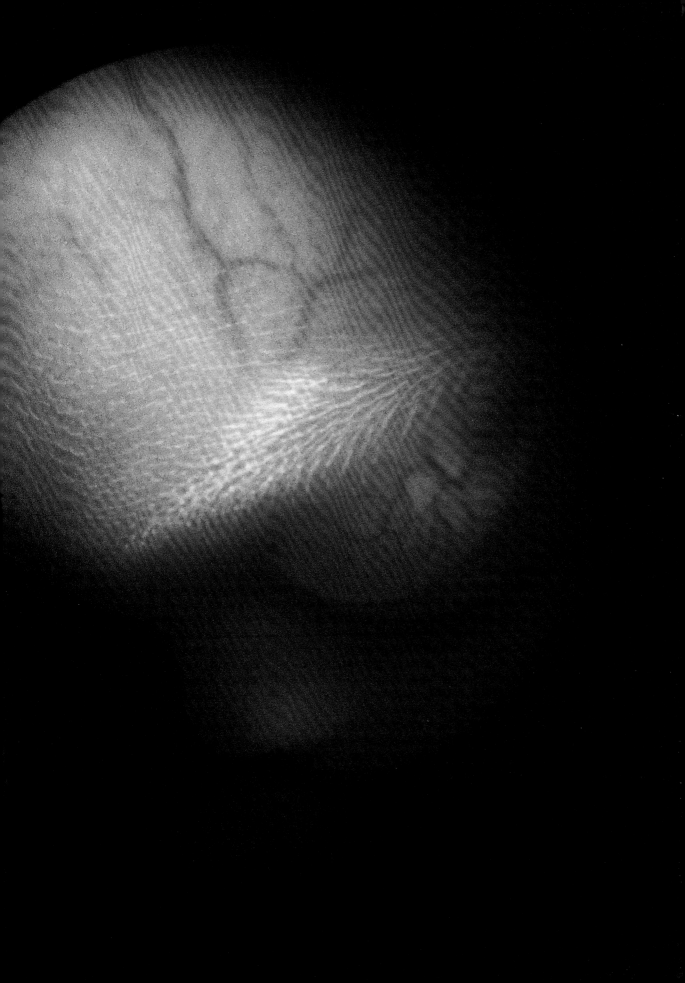

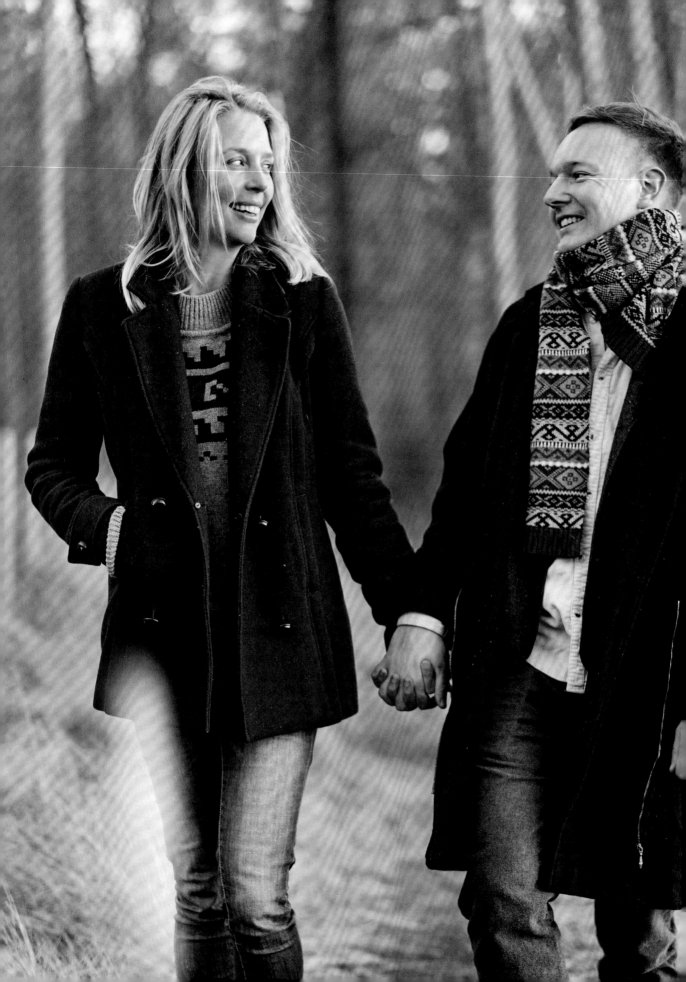

男人和女人

爱与欲望，简而言之，性欲是人类的欲望之一。它具有生物学上的意义，那就是确保人类的生存与繁衍，在理想的情况下，让人类的基因库尽可能达到最佳状态。性欲非常原始。不过，当一对男女坠入爱河的时候，它也是非常复杂的。爱情和性欲使情侣之间的关系变得更加亲密，无论是在肉体还是精神上，都产生密不可分的感觉。

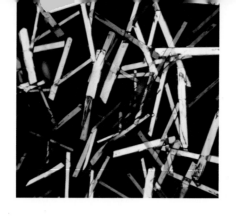

睾酮，最重要的男性性激素

爱情的化学反应

当我们首次遇到某个个体时，就有可能被迷住，与他或她擦出细微但是充满魔力的火花。这个过程起始于我们的大脑。吸引我们的是这些个体的某种特性，比如外貌、风度、说话的声音、走路的姿势或者是闻上去的味道，也有可能是眼神中的一抹亮光，挥之不去的一瞥或者是一阵富有感染力的笑声，又或者是对于我们自身的生物钟来说，恰逢其会。无论是什么原因，一旦被吸引，机体就会产生真实的生理反应，表现出脸红、口吃、掌心出汗、手足无措甚至忐忑不安等。

当谈到相互吸引和选择伴侣的时候，人体内发生的化学反应很可能会对这个过程产生影响。不过，我们对此知之甚少。有很多物质会参与爱情的化学反应，包括多巴胺、去甲肾上腺素、5–羟色胺、催产素、抗利尿激素、皮质醇，以及性激素，特别是雌激素和睾酮这两种性激素。男性体内的睾酮，以及女性体内的雌激素能够传递复杂的化学信息，影响机体的外貌和情感，对于繁殖过程也是必不可少的。

与性欲一样，渴望拥有后代也是一种强有力的原始本能，无论男性还是女性，都是如此。事实上，几乎所有的繁殖过程都依赖一对父本和母本，这个规律适用于植物界和动物界，人类也不例外。人类生命的孕育有赖于一名女性提供成熟并且具有发育能力的卵子，以及一名男性提供成熟并且具有发育能力的精子。对于大部分配偶来说，生个孩子是他们相互吸引、坠入爱河之后自然而然的结果。

睾酮由男性的睾丸产生，除了调节性欲，还控制男性其他的一些特征。

> 雌激素是女性激素，对女性机体的重大影响贯穿她们一生。

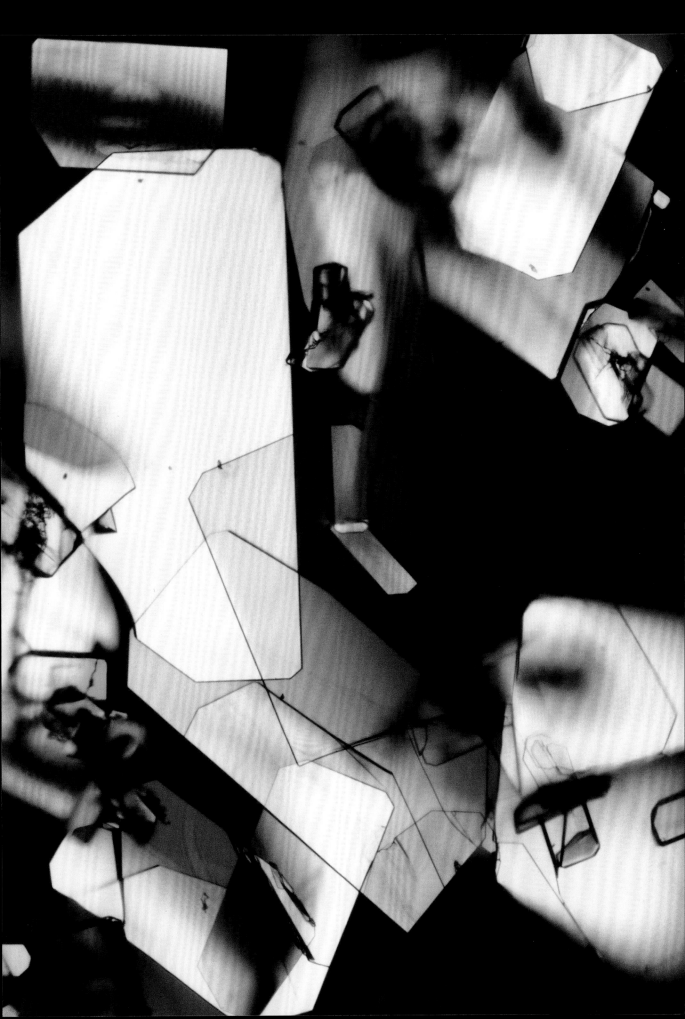

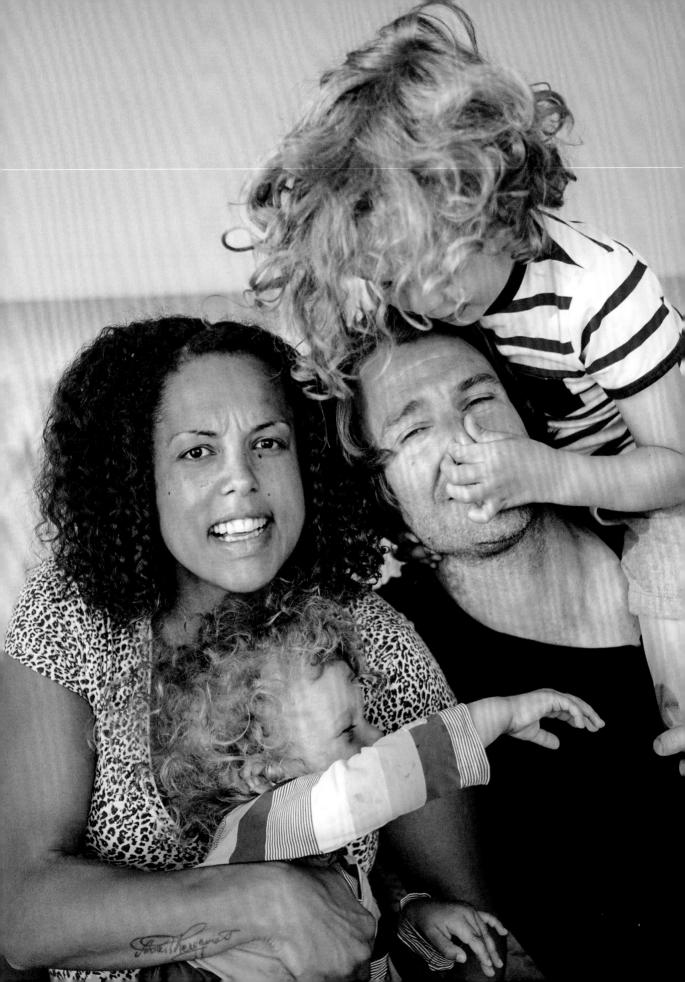

人类的遗传密码

　　所有人在生物学分类上都属于智人，具有一整套相似的基因序列。正是由于这套基因序列的存在，人与其他动物，例如猿、猪，以及各种鸟类区分开来。实际上，从基因序列的角度来说，人类和猪的差别并不是太大，而猩猩、大猩猩和黑猩猩作为人类的近亲只存在些许不同。人与人之间的差异就更是微乎其微了，最多只能以千分之几来衡量。不过，这样的差异也足以使每个人都成为世界上独一无二的个体。我们现在已经知道，同卵双胞胎，尽管基因序列存在着高度的相似性，同样也存在细微的差别。除了同卵的双胞胎或者多胞胎，相同血统的家族成员基因序列的相似度也非常高——几代同堂的大家庭通常眼睛与头发的颜色相同，拥有相似的身高和体重，甚至是健康状态，以及预期寿命都差不多。

　　近年来，遗传学成了生物学领域的关注焦点之一，生物学中的许多问题都可以通过基因来解释。与此同时，基因与环境会相互影响，两者之间不断发生着互动，认识到这一点对人类来说也是非常重要的。目前我们已经知道，环境可以通过多种途径对人体产生影响，特别是胚胎阶段所处的环境因素，能够影响人类出生后的生活，因此，我们现在非常清楚，孕妇谨慎地挑选食材，精心选择所处的环境有多么重要。

　　我们现在比以往任何时候都明白基因的重要性，无论是对人类物种还是对每一个个体来说，都是如此。人类完整的基因序列大约由 20000 个不同的基因组成。目前，我们已经完成了整个基因序列的测序工作，并且绘制了基因图谱。不过，对于这些基因是如何发挥作用的，我们依然知之甚

2000 年 5 月 29 日，生物学期刊刊登了美国约翰·霍普金斯大学研究团队的成果，发现了约 5000 个之前未曾发现的基因，使蛋白质编码基因总数超过 21000 个，较之前遗传学估算的 20000 个左右有了较大增加（人究竟有多少基因，中国数字科技馆）。——编者注

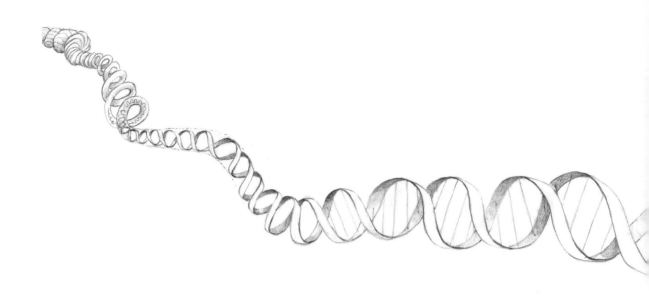

少。我们并不清楚对每个人类个体来说，这些基因意味着什么，以及在人体内哪些基因是相互协同而哪些又是相互对抗的。另外，环境因素是如何影响每个基因的表达也需要继续探索。

在人体内，每个细胞都含有一整套基因序列。它们以 46 条染色体的形式存在于细胞核之中。这种形式适用于每一个人。但是个体和个体之间染色体的结构存在着细微变化，由此也就造成了每个个体在外貌、性格、行为等方面会表现出与他人的些许差异，形成与众不同的特性。

对于一个个体来说，每个细胞内的遗传物质都是完全相同的。因此，我们只要检测一个细胞的基因情况，就能够掌握这个个体的基因组成。这种技术目前常常用来追踪某些疾病的遗传倾向。

细胞内的遗传物质由脱氧核糖核酸（DNA）分子构成，表现为复杂的长链双螺旋结构。DNA 分子的化学构建模块主要有 4 种，通常用字母 A、C、G、T 表示。这些构建模块通过组合可以传递出大量的信息。

人体内的细胞可以通过分裂增加数量。每分裂一次，一个细胞就会变成两个新的细胞，同时创造出一套完全相同的遗传物质。在人体内，每秒钟都有数以千计的新细胞被创造出来，它们与上一代一模一样，这个过程遍布机体内的每一个角落，并且会持续一生。一旦人体器官内的细胞出现衰老，它们会遵照一种特殊的模式死亡。这种死亡模式被称为程序性细胞死亡或凋亡。死亡细胞的工作由新生细胞替代，从而使机体能够在相当长的时间里保持富有活力并且强健的状态。

如果我们把人类细胞内螺旋状的 DNA 链拉直，将会有约 1.8 米长。在这条链状结构上包含有编码信息，数量达到令人惊讶的上百万。机体内的每一个细胞，以及每一个细胞核中都是这样。

> 在细胞发生分裂的那一瞬间，相应的染色体会进行配对。每一条染色体长得都不太一样，不过，它们都拥有两条手臂样的结构，通过位于染色体差不多中间位置的着丝粒连接在一起。

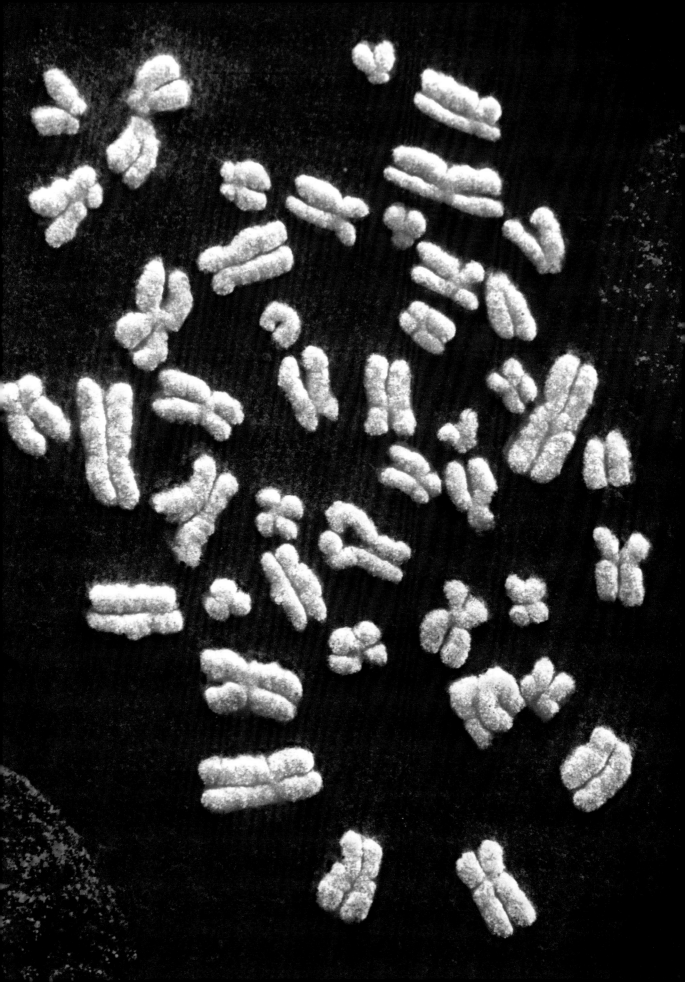

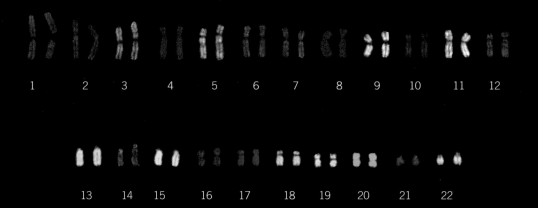

| 1 | 2 | 3 | 4 | 5 | 6 | 7 | 8 | 9 | 10 | 11 | 12 |

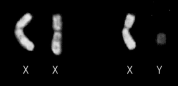

| 13 | 14 | 15 | 16 | 17 | 18 | 19 | 20 | 21 | 22 |

X X   X Y

23

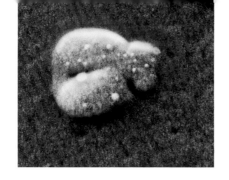

Y 染色体

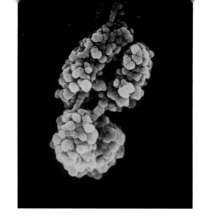

X 染色体

男还是女

在人体内的 23 对染色体中，有 22 对无论男性还是女性，都是一样的，人们把这些染色体按大小进行编号，1 号染色体最大而 22 号染色体最小，这就是常染色体。与前面提到的 22 对染色体相比，人体内的第 23 对染色体非常独特，对女性来说，由两条 X 染色体构成，而男性则是由 1 条 X 染色体和 1 条 Y 染色体构成，这被称为性染色体。

与人体内的其他细胞不同，每个生殖细胞在受精时只含有 23 条染色体。当卵子与精子融合之后，来自男方的 23 条染色体将会与来自女方的 23 条染色体配成 23 对，使总数恢复到 46 条。

实际上，女性体内尚未成熟的卵子，也含有 46 条染色体，其中的第 23 对由 2 条 X 染色体构成，不过，在排卵之前的数小时，卵子会做好受精的准备，使染色体数量减少一半。尚未成熟的精子同样含有 46 条染色体。当它们成熟的时候，染色体的数量也会减半，不过，这个过程与女性有些差异。由于男性的第 23 对染色体是由 1 条 X 染色体和 1 条 Y 染色体构成的，当不成熟的精子分裂成为两个成熟精子的时候，一个会包含 X 染色体，而另一个会包含 Y 染色体，这也就导致了在男性的成熟精子中，一半具有形成女孩的基因，而另一半具有形成男孩的基因。也就是说，使卵子受精的精子，决定了后代的性别。

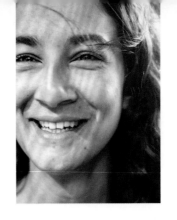

准妈妈

　　当来自一对男女的遗传物质相互融合，形成受精卵之后，在孩子出生之前的这段时间，主要是女性在发挥作用。此时，准妈妈体内的受精卵开始分裂，新的生命逐渐形成。与之相匹配的是，整个女性生殖系统为了孕育胚胎，已经调整到了最佳状态。实际上，在长达差不多 35 年的时间里，女性的生殖系统每个月都会为受精和妊娠做好准备。

　　对于男性来说，一生都可以生成精子。与男性不同，女性在出生之前就完成了卵子的储备，此后卵子数量会逐渐减少。在女性胚胎发育的第 4 个月，卵巢已经制造出 600 万 ~700 万个卵子。这些卵子构成了她一生的卵量。她出生之前，数百万卵子已经死亡，而在出生之后，卵巢内依然持续发生程序性细胞死亡，卵子数量稳定下降。等女性到了青春期第一次排卵的时候，卵巢内只剩下大约 40 万个未成熟的卵子。当女性到了更年期，大部分都是在 50 多岁的时候，卵子储备几乎消耗一空。通常来说，一名女性在整个育龄期会排出差不多 400 个卵子，而妊娠、哺乳以及使用激素进行避孕都会阻止女性在排卵期排卵，从而导致这个数值进一步降低。在这些卵子之中，仅有极少数能够受精并顺利孕育成婴儿。从这个角度来说，女性的卵子储备已经足够了。

　　在女孩进入青春期之前，体内的激素水平会发生改变，从而使卵巢产生更多的雌激素，卵子也开始成熟。此时，女孩的体型也开始出现变化。一旦月经来潮，就意味着她们已经进入了成年。对于女性来说，最重要的性激素是雌激素。它决定着女性体型的发育、乳房的大小、皮肤的柔软度，以及阴部毛发的浓密程度。除此之外，雌激素还会影响女性大脑的某些区域。通过血液循环，雌激素可以到达女性体内的任何部位。

　　一个世纪以前，女孩的初潮通常出现在差不多 15 岁的时候。而到了今天，在诸如瑞典、美国及英国这样的国家，女孩的月经来得会更早一些，平均的初潮年龄为 12.5 岁。相关的一种解释是，决定初潮早晚的关

> 卵子，与男性体内的精子相对应，是女性体内的生殖细胞。在细胞构成的微观世界里，卵子可以称得上是巨人，直径大约 0.1 毫米，几乎大到了肉眼可见的程度。相对来说，卵子的细胞核很微小，并不比精子的头部大。换句话说，卵子的细胞核与人体内的其他细胞的细胞核差不多大小。女性的遗传物质就储存在卵子的细胞核之中。

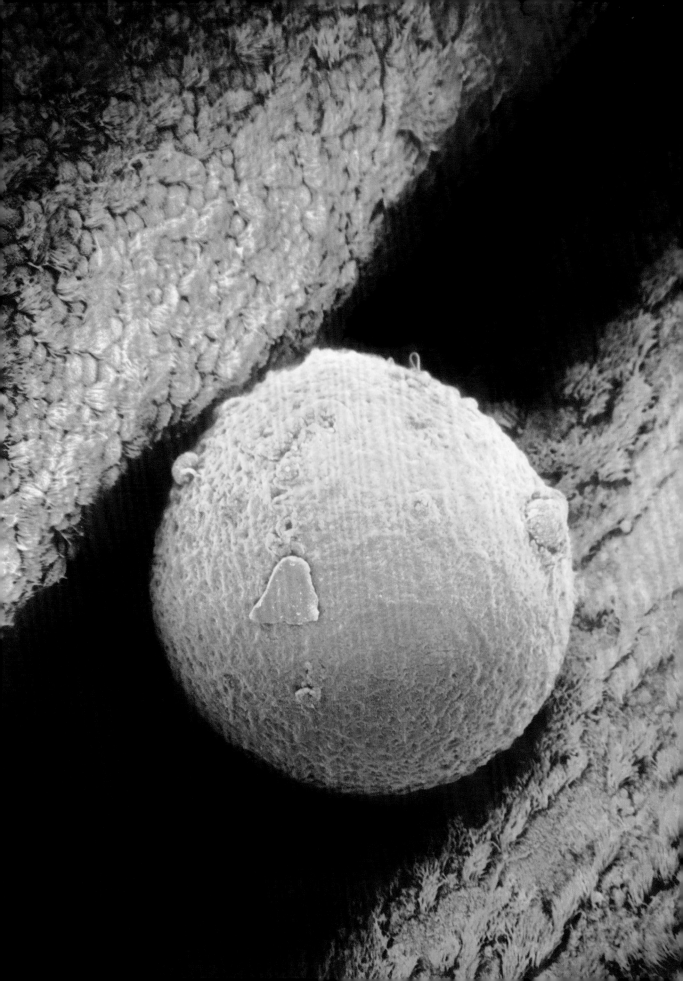

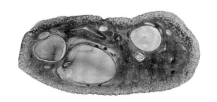

新生女婴的卵巢，只有几个接近
成熟的卵母细胞

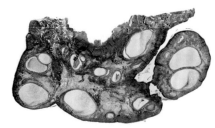

育龄期妇女的卵巢

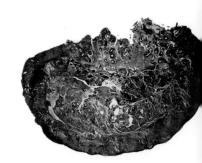

50 岁女性的卵巢，已经没有卵子
存在

键因素是体重而不是年龄。与过去相比，人类现今的饮食结构发生了很大变化，女孩将会更早达到月经周期所要求的体重——46~47 千克。当然了，对于不同的种族和个体，这个体重标准也存在很大差异。

初潮之后，女孩通常会经历一段时断时续的过程。而当它变得规律，差不多一个月一次的时候，很可能就开始规律性地排卵了。此时，也就有了妊娠的可能性。过早怀孕尽管现在并不像过去那样普遍，但在世界上的很多地区，十几岁的孕妇依然很常见。与之相对的是，在发达国家，绝大部分女性都推迟了生孩子的年龄。40 年前的瑞典女性，平均在 24 岁时有了第一个孩子，而现在的初次怀孕年龄在 30 岁左右，还有很多人超过了40 岁才成为母亲。当然了，较晚妊娠和生产有利也有弊：机体更加成熟，经历更加丰富，以及拥有工作保障会让女性更加自信，有助于她们履行母亲的职责；年龄较大的女性怀孕的概率更低，孩子的数量更不容易达到预期。此外，随着年龄的增长，卵子的遗传品质会逐渐降低，从而导致流产的风险增加。

机体内的所有细胞都含有线粒体，参与机体产生能量以及老龄化的过程。一个卵子含有差不多 1000 个线粒体。我们可以把线粒体看作是微小的燃料包，负责为卵子提供能量，以及其他一些必要的物质。与此同时，线粒体内也含有遗传物质。这些遗传物质以特殊 DNA 分子的形式存在。随着年龄的增长，卵子内线粒体的工作效率会逐渐降低。目前认为，这是女性年龄越大，越不容易怀孕，流产概率越高的主要原因。与此同时，如果线粒体 DNA 存在损坏现象，母体会表现出某些先天性疾病，而这些疾病会遗传给下一代。

> 女性胚胎 30 周时的卵巢，可以看到很多小卵泡，以及一个较大的卵泡。

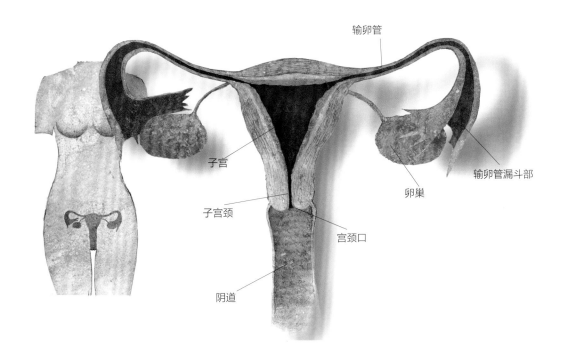

输卵管

子宫

子宫颈

宫颈口

卵巢

输卵管漏斗部

阴道

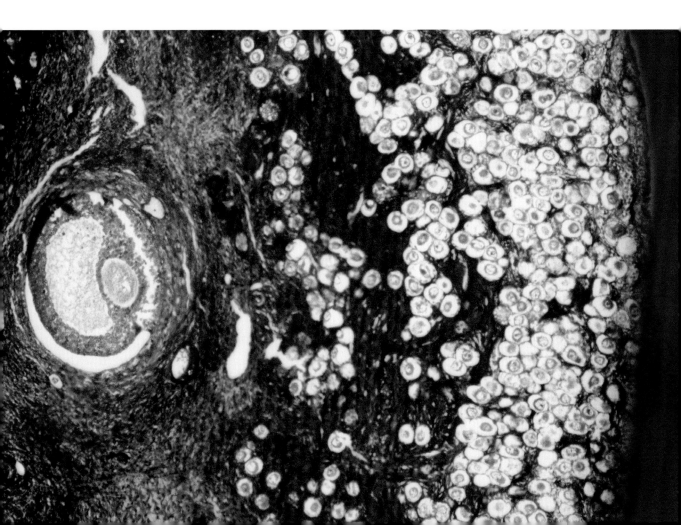

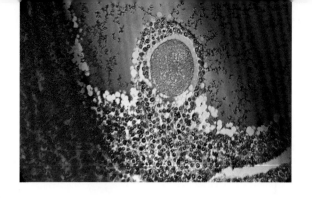

即将排卵时卵泡内的卵子

月经周期

　　女性一生中的每一个月经周期都是一轮全新的循环。月经周期大约持续 4 周的时间。月经周期的交替受激素控制，其中的第一波激素脉冲来自脑垂体。这是位于大脑基底部的一个小腺体。在大脑的下部有神经中枢与脑垂体直接接触。脑垂体将分泌哪些激素以及分泌多少都是由这些神经中枢决定的。

　　大脑会对月经周期产生非常大的影响。很多女性一旦承担过大的压力，或者是处于非常忧虑的状态，都会在一个月或者数个月内出现月经推迟甚至完全闭经的现象。神经性厌食同样可以导致闭经。即使是在女性的生活中出现微小变化，例如饮食调整或者外出度假，都有可能引起一过性的不排卵或闭经。有的时候，过于渴望怀孕也会如此。

　　正常情况下，月经会持续 3~5 天。在这段时间里，女性会损失大约40 毫升血液。大部分女性对自己失血量的估计值都远远高于这个数值。之所以出血是由于子宫黏膜层的剥落。待月经结束后，新的细胞会重建子宫黏膜层，利用大约 1 周的时间达到合适的厚度并形成精细的血管网，从而使子宫的黏膜层能够被受精卵钻入。与此同时，来自脑垂体的激素信号会通知卵巢，让少数不成熟的卵子开始发育并成熟。尽管卵巢内的很多卵子集群都会受到这些激素的影响，不过通常情况下，每次只有少数，4~5个反应最为迅速，能够开始成熟。

　　女性有两个卵巢，在一个月经周期中，由哪一侧卵巢排卵完全是随机的，并不存在两侧交替的规律性。而当女性由于某些原因切除一侧卵巢，剩余的一侧将会每月固定排卵。

在排卵之前的几天时间里，一侧卵巢中的某一个卵泡会快速发育。与此同时，它会向着卵巢表面的方向缓慢移动。

> 通常情况下，一个卵泡在成熟的时候只含有一个卵子。在排卵的时候，卵子利用一半的遗传物质形成一个被称为极体的小细胞。极体很快会破裂瓦解，而剩余的一半遗传物质，也就是 23 条染色体保留在卵子细胞质的核区位置。卵子的周围由一层滋养细胞包裹，在排卵的过程中将会与卵子一起排出。

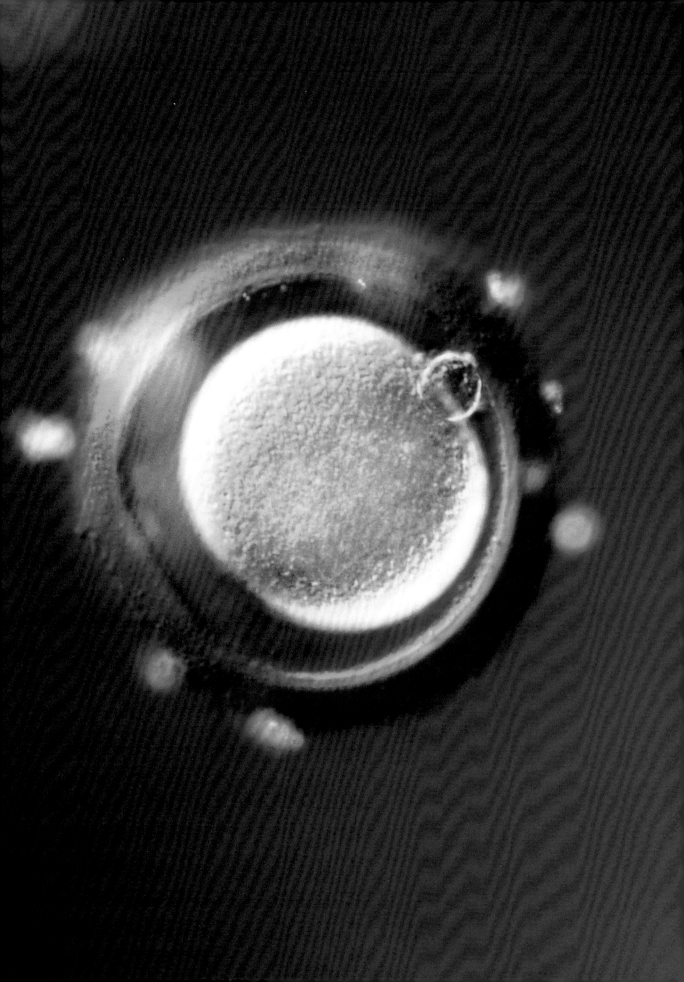

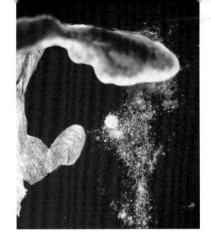

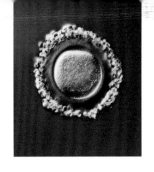

卵子与它的滋养细胞

卵子被排出卵泡

排卵

　　女性通常每个月排卵一次，就发生在该次月经周期开始后的两周左右。男女之间的性交只有在这个时间段进行才有可能怀孕。换句话说，在每个月里，只有很短的几天时间，精子才有机会完成自己的使命。

　　在排卵的阶段，女性常常会发现阴道分泌物出现了变化。这些黏液来自宫颈，在排卵期会增多并变得晶莹剔透，还具有拉丝现象。之所以会这样，是因为只在宫颈黏液具有这些特点的时候，精子才有可能通过子宫颈。还有其他一些征兆提示排卵：有些女性会感到背痛；还有人表现出少量的阴道出血，这种出血会持续一两天。在排卵之后，女性体温很快就会升高 0.5℃ 左右，因此可以通过在早晨测量体温来推断是否处于受孕的最佳时期。

　　月经周期开始后差不多两周，在卵巢之中，一个卵泡达到了差不多 2 厘米的大小，甚至有可能会更大一些。在这个卵泡之中，卵母细胞已经做好了受精的准备。在某一刻，一直包绕卵母细胞，像蛋壳一样发挥着保护作用的卵泡突然破裂，其中填充的液体（有 10~15 毫升那么多）被释放出来。与这些液体一同被释放的还有数以百万计具有分泌雌激素能力的细胞，而在它们的中间，正是卵母细胞。

　　值得一提的是，从卵泡中释放出来之后，卵母细胞通常会被输卵管末端结构巧妙地捕获。这种柔软的结构被称为输卵管漏斗。如果输卵管漏斗由于感染而形成了瘢痕组织，上述的这个复杂而精细的过程很容易被扰乱。

　　在排卵之前的阶段，卵泡会分泌大量的雌激素。而在排卵之后，成熟

当一个成熟的卵子从卵泡中分离出来的时候，滋养细胞围绕在它周围，看上去就像云团一样，而输卵管漏斗正等在那里，准备随时捕获它。一旦卵子在输卵管内受精，这些滋养细胞可以在数天内为它提供足够的食物和氧气。

< 此图显示的是输卵管漏斗精细的膜相结构，此时它已经做好准备，时刻打算捕获卵子。

25

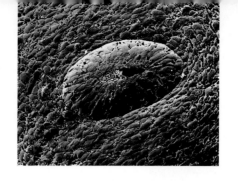

排卵之后的卵巢

卵泡会形成黄体并在卵巢中开始另外一项重要的工作——制造孕酮。孕酮也是一种激素。它与雌激素在化学结构上具有一定的相关性，但是拥有完全不同的特性。当孕酮被释放出来并且进入血液之后，会对子宫内膜的外层细胞产生影响，使它们为接纳受精卵做好准备。

输卵管内壁黏膜层之中含有微小的纤毛或者发丝样的突起结构。当卵子被输卵管漏斗捕获，进入输卵管开口之后，这些微小的纤毛，以及发丝样的突起结构会通过节律运动将卵子送入输卵管内更加安全的地方，避免它掉入腹腔。卵子会在输卵管内一个较为宽敞的部位停留大约 48 小时，静待受精。在等待精子的过程中，卵子并不是静静地躺在那里，而是会沿着输卵管内膜缓慢翻滚。此时的输卵管为它提供了一个温暖而舒适的环境，卵子及其周围的一团滋养细胞在此彻底成熟。

受精过程发生在输卵管。在这个过程中，精子和卵子，无论哪一个先期抵达都没什么区别。不过，精子可以在输卵管内膜的皱褶中存活数天的时间，而卵子更加敏感，一旦进入输卵管，精子必须马上出现并在 24 小时内受精，只有这样女性才有机会怀孕。

如果没有精子到达，或者是尽管遇到了精子，但是受精失败，未能形成可以继续发育的胚胎，卵子会沿着输卵管下移进入子宫，随后穿过宫颈，通过阴道排出体外。大约在 10 天之后，女性会再次月经来潮。

在卵泡破裂的时候，它的中间位置会形成一个裂口，卵子由此释放出来。此后，卵泡转变为黄体，它的细胞开始制造孕酮。

> 此图显示卵子在输卵管内翻滚。输卵管内数以千计的微小纤毛轻柔地弹动卵子，使它沿着一定的方向缓慢移动。此时，在摩擦以及酶（由输卵管分泌）的双重作用下，卵子周围包绕的滋养细胞开始溶解。

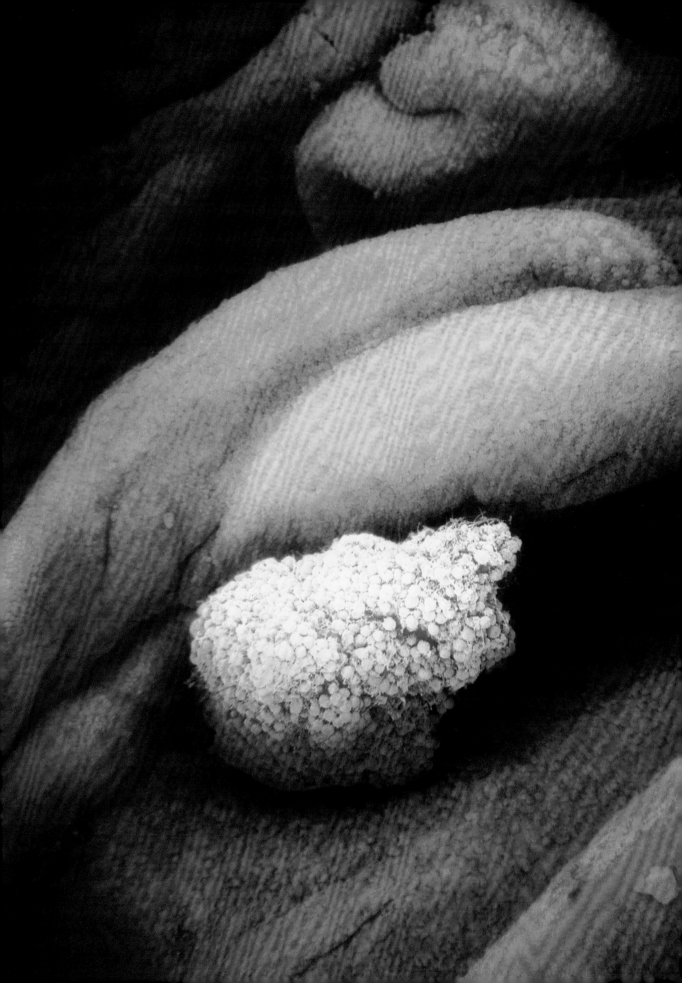

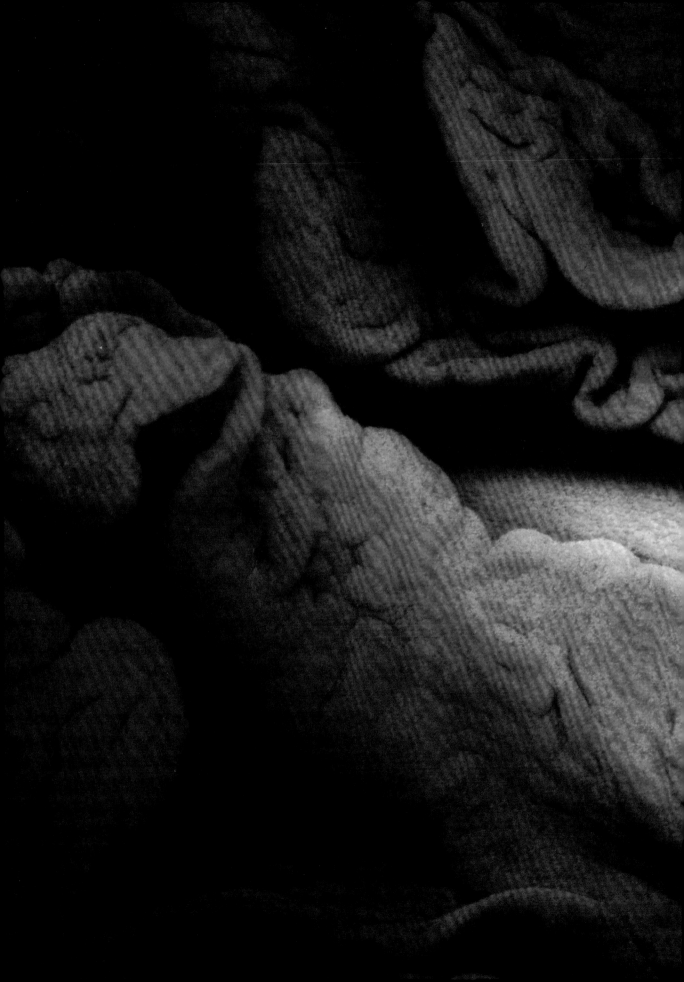

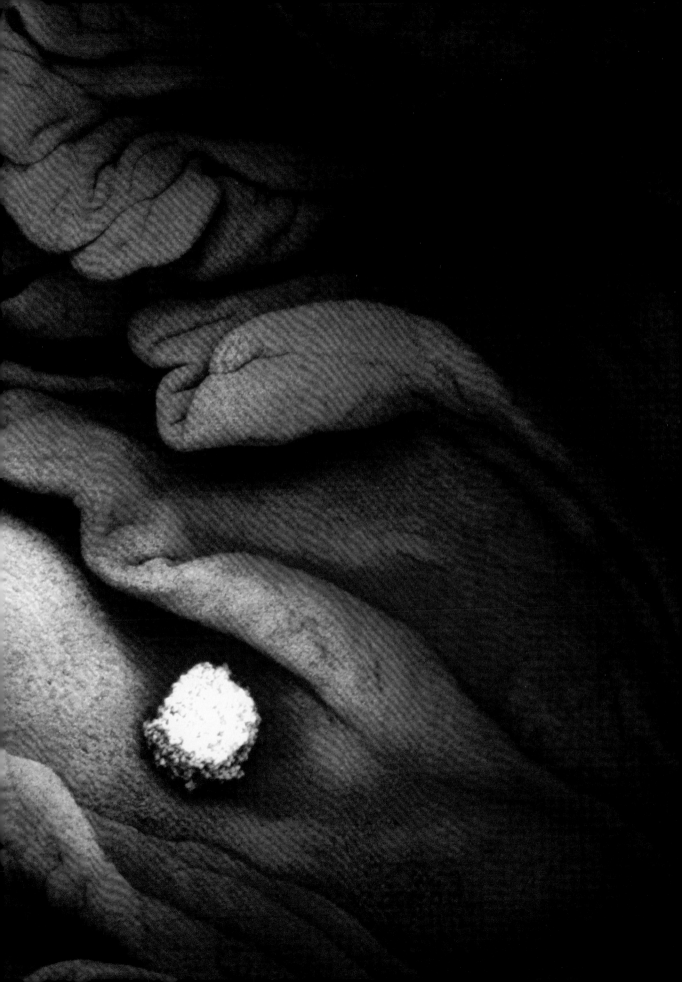

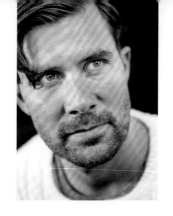

准爸爸

　　与卵子相比，男性的生殖细胞，也就是精子，体积要小很多。它由头部、中间部分，以及一条又细又长的尾巴构成，头部含有遗传物质。精子的使命就是将男性的遗传物质传递给卵子。

　　精原细胞，也就是所谓的原始精子细胞，一出生就存在于男性的睾丸之中。来自脑垂体的激素控制着男孩的性发育并触发精子的生成。为什么男孩会在十二三岁的时候性成熟，开始产生具有受精能力的精子？这个问题没有一个非常清楚的答案。不过，我们现在已经知道，在这个年龄段之前，胸腺会阻止性成熟，而性成熟的启动过程受很多因素影响，其中包括充足的营养支持、各种各样的生长激素，以及来自肾上腺皮质的激素。这些因素之间会产生非常复杂的相互作用。在性成熟的启动过程中，遗传因素同样参与其中，扮演着重要角色。

　　激素，特别是男性激素——睾酮，控制着男孩身体的成长、肌肉结构的形成、外生殖器的发育、音色的改变，以及胡须和其他体毛的出现。促黄体素（LH）会帮助睾丸产生睾酮，卵泡刺激素（FSH）会触发精子的产生并促使精子成熟，使它们具有受精的能力。无论是 LH，还是 FSH，都是由脑垂体产生的。各种激素之间处于精妙的平衡状态，一旦平衡被打破就会导致永久性损伤。

> 此图显示的是曲细精管的横切面，我们可以看见其中的精子。精子的头部里堆满了遗传物质。

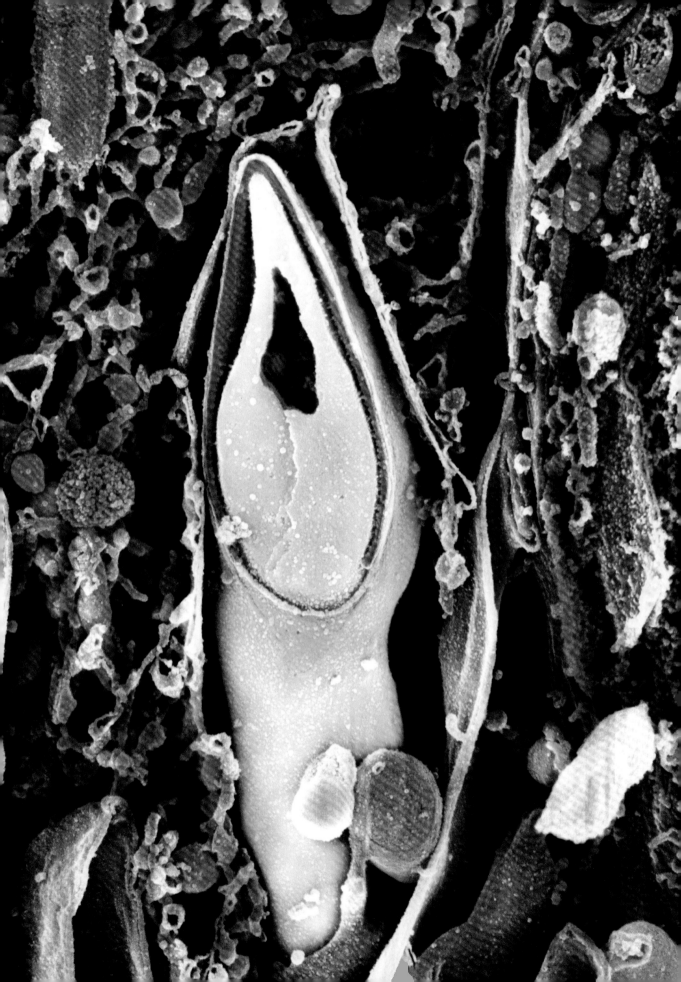

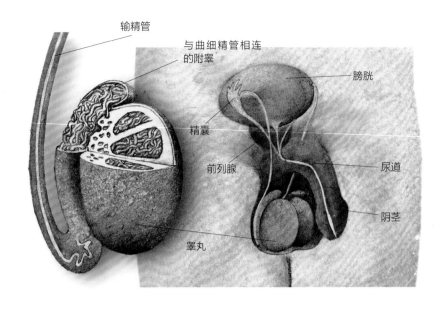

输精管

与曲细精管相连
的附睾

膀胱

精囊

前列腺

尿道

阴茎

睾丸

深入精子制造"工厂"

　　与女性每个月只能形成 1 个卵子不同，男性每天都可以产生数以百万
计的新精子。男性每次射精都会排出 2~6 毫升精液，其中的精子数量超过
5 亿个，有的时候甚至能够高达 10 亿个。对某些男性来说，产生精子的
过程能够持续到 80 岁，只不过随着年龄的增大，精子的制造速度和质量
都在逐渐降低。

　　看上去精子产生的效率要远远低于卵子。不仅如此，很多精子都缺
乏足够的前进动力，或者运动的耐久力不足。更糟糕的是，有些精子并不
含有正确的遗传信息。对一个男性个体来说，他所产生的全部精子，超过
90% 都会存在这样或那样的缺陷。尽管如此，依然会有足够数量的精子具
有使卵子受精的能力，通常不会对他的生育能力产生影响。

　　机体产生一个成熟的精子需要花费超过 70 天的时间。睾丸内含有一
种管状结构，有数百米长，扭曲成一团，这种结构被称为曲细精管。成熟
精子产生的地方正是在曲细精管的管壁上。

　　曲细精管的外侧边缘是储存不成熟精子的部位，也是精子生成过程开
始的地方。每一个不成熟的精子都含有 46 条染色体。在精子生成过程的
早期，不成熟的精子经过分裂形成两个精细胞，此时，每个精细胞都含有

> 此图显示的是曲细精管的
横切面。每一条曲细精管都
拥有一条中心管，在中心管
之内，新生成的精子正在等
待被运往附睾。

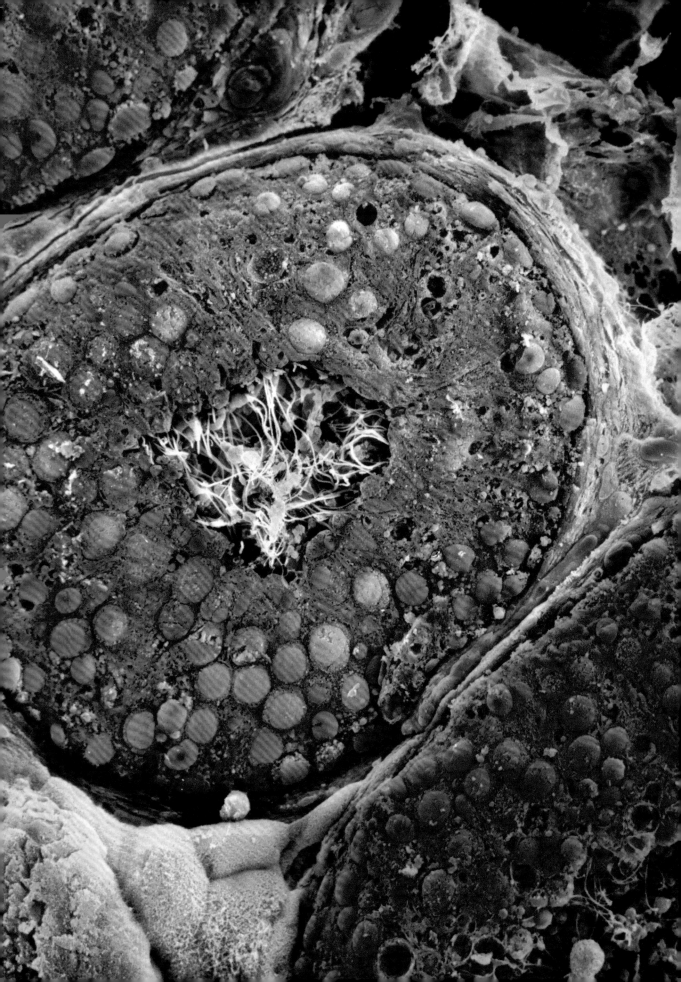

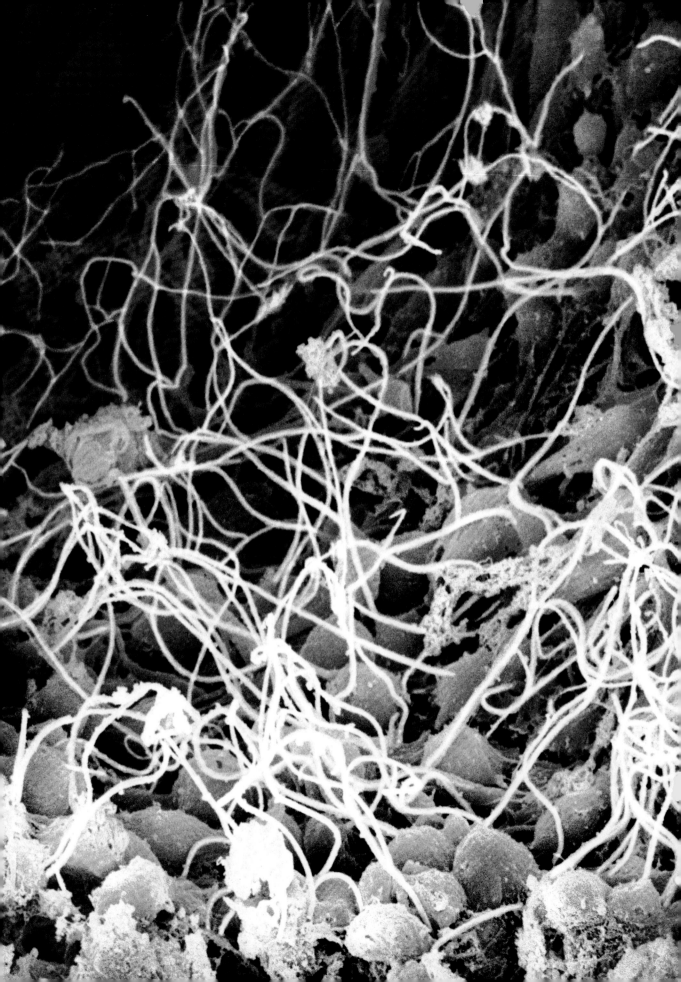

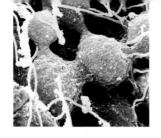

不成熟的精子正在分裂

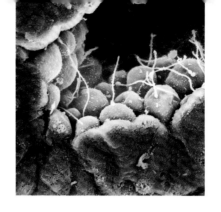

处于发育阶段，已经部分成熟的精子

当不成熟精子分裂的时候，会形成两个精细胞，每一个精细胞都含有 23 条染色体。从右上图中我们可以看到大量正处于发育阶段，半成熟的精子，其中的绝大部分已经长出了尾巴。

< 此图显示在曲细精管中心管之中的数百个精子。它们都已经长出了尾巴。在此后的阶段，它们的尾巴还会变得更长一些。这里的精子是如此密集，使它们看上去就像马上就会缠绕在一起。管道内的液体缓慢而持续地流动，会将精子输送到附睾的下游区域。在这里，精子的尾巴会获得推动精子前进的能力。

23 条染色体，由此保证当精细胞成熟形成精子并与卵子相遇时，各自含有的 23 条染色体联合在一起，能够创造出新的生命。

精细胞很快就会长出尾巴。与此同时，它们会以尾巴在前，头部在后的姿势从曲细精管的管壁脱离，进入中心管。随着精子逐渐成熟，它的外形也逐渐改变，由圆圆的细胞变成了流线型。这种体型更加适合精子完成即将到来的任务：相互竞争，以游泳的方式经过女性的生殖系统。迄今为止，精子还不能自行前进，它们的运动还有赖于曲细精管内分泌物的流动。

曲细精管会逐渐汇合，形成更加宽阔的管道。管道内的精子随之移动，最终进入"中央蓄精槽"，也就是附睾。在附睾里，精子完成了最终的成熟过程。此时，精子的尾巴拥有了运动的能力，精子也就可以自行移动了。精子并不能长时间存活，如果它们不能随射精排出体外，最终将会死亡，为新生的精子让位。

好几个国家的研究人员都注意到，近年来，男性的精子数量出现了令人惊讶的下降。目前正在对此进行深入研究，可能的原因包括空气污染，以及环境内的毒素在食物链中的积累，某些特定工作岗位会产生应激，或者存在有毒物质，这些情况也被认为是相关因素；当我们使用抗生素或者激素对家畜进行治疗的时候，这些物质会长时间留存在家畜体内，进食相应的肉类也会对精子的生成产生影响。应用合成类固醇，以及其他类似睾酮的化学物质，会临时降低男性的生育能力，但是目前认为，这样做并不会产生持续性影响。

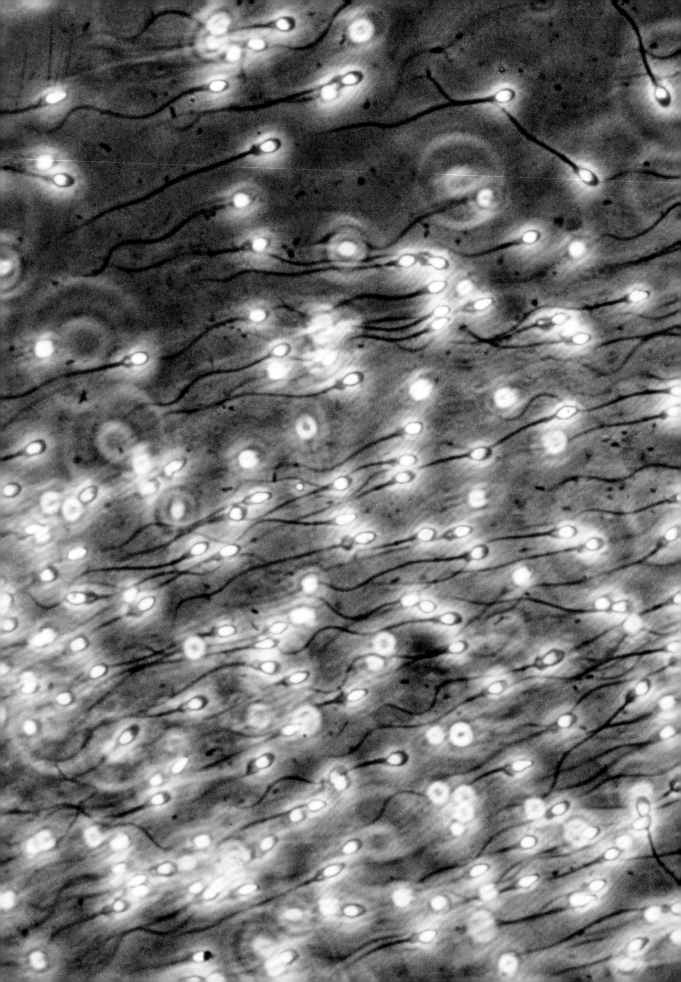

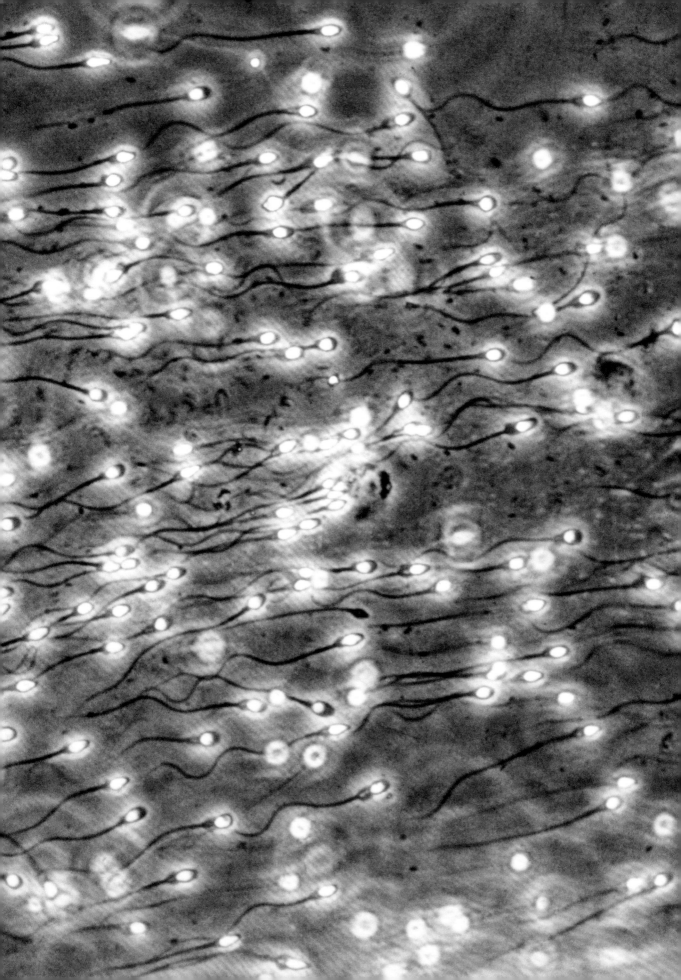

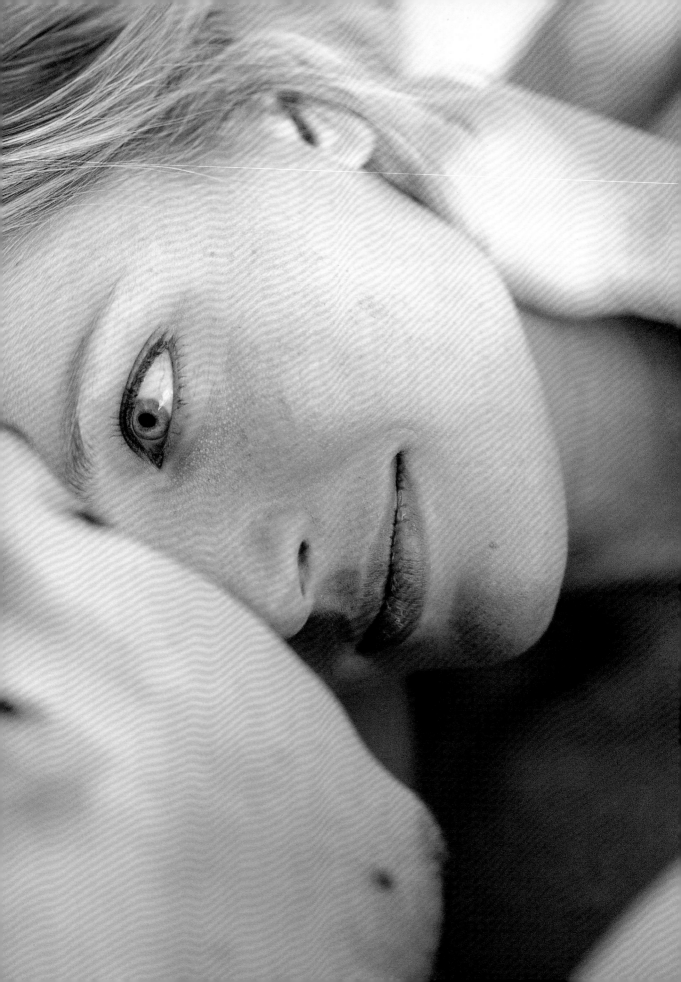

受精与受孕

　　每一个人的生命之旅都起源于一个卵子和一个精子的相遇。在精子和卵子相遇的那一刻，使我们成为独一无二个体所需要的信息，几乎全部准备完毕，储存下来，静静地等待着。不过，生命的孕育过程并不简单。它就像是一套复杂的七巧板玩具，每一个事件都需要按照顺序，完美地拼合在一起，新的生命才有可能生根发芽，并在子宫的庇护下成长起来。

踏上与卵子相遇的旅程

在性爱的过程中，随着高潮来临，男性盆腔的肌肉收缩，会将精子由附睾排入尿道，与来自前列腺的分泌液混合。这些分泌液中含有的一些物质，能够提高精子的移动效率，增加它们与卵子相遇的机会。此后，男性会将精液射入女性的阴道，起初是精子和前列腺的分泌液，随之而来的是一种凝胶状的液体，来自精囊和尿道。在射精之前，进入阴茎的血流会明显增加，此时的勃起组织（全部海绵体）充满了血液，体积增大，形成勃起现象，而在射精之后，进入阴茎的血流减少，勃起组织会恢复到原始大小。

阴道的黏膜层存在很多皱褶。进入阴道的精液，一部分很快就会流出体外，而剩下的一部分会停留在皱褶表面的黏液上，精子的尾巴此时推动精子进入黏液深处的管道。这些管道通常处于紧缩或者闭塞状态。在排卵阶段及排卵之后的几天时间里，雌激素会使这些通道恢复通畅，从而使精子能够通过。

在性爱的过程中，宫颈会下伸到阴道顶部。在精子追求卵子的艰苦历程中，宫颈是必须克服的最主要障碍。在排卵阶段，阴道会产生大量清澈透明的分泌物。这些分泌物的主要功能是对精子进行初选：过于虚弱的精子会被分泌物固定，只有那些体力充沛的精子才能闯过关卡，以游泳的方式通过宫颈狭窄的黏液通道。子宫的入口部分每个月只有几天处于开放状态，而在月经周期的其他阶段，会被浓稠的黏液紧紧地堵塞，不仅是精子，所有类型的细菌也都被拒之门外。

精子必须经过宫颈和子宫，一路上行进入输卵管才能与卵子相遇。这是一次漫长而艰辛的旅程，绝大多数精子都会半途而逝，只有很小的一部分能够抵达目的地。尽管含有卵子的那一侧输卵管通常开口会更大一些，条件也更加适宜精子通过，但是，精子在选择输卵管的时候，还是盲目的。那些投错"赌注"的精子，只能停留在没有卵子的输卵管里静待死亡。

（36~37页）在射精之后，一大群精子进入阴道并被宫颈带走，这个过程只是一场生命竞赛的热身运动，而这场生命竞赛有超过 5 亿个竞争者。

> 在进行了长距离游泳之后，精子最终抵达了目的地。此时的卵子依然被一团滋养细胞所包绕。若干个精子立即开始工作，穿过这些滋养细胞并穿透卵子的外壳。

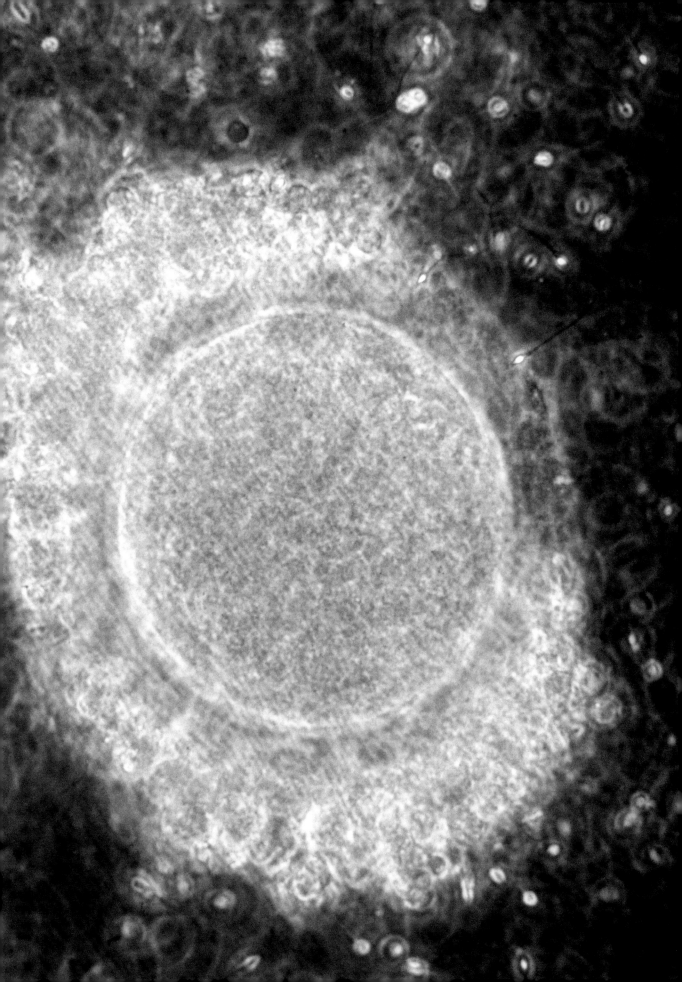

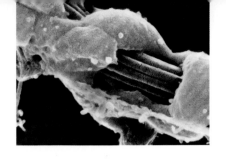

精子尾巴里的微管结构

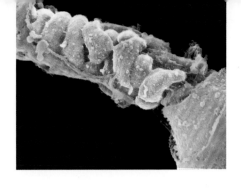

精子头部后方紧挨着的是线粒体

宫颈和输卵管中衬着一层发丝一样的纤毛。穿过这些纤毛向前游动并不是一件容易的事，许多精子都会陷入其中，或者是尚未抵达终点就已经筋疲力尽，无法继续前进。此外，这些纤毛还会逆着精子前进的方向摆动，进一步增加精子前进的困难。一路之上，随处可见停下来休息的精子，目前认为，其中的一部分，在性交后的 4~5 天依然存活，并且保持着活力，特别是那些来自血气方刚的年轻人的精子，更是如此。

前路艰辛，为了完成整个旅程，精子需要储备能量。对每一个精子来说，紧邻头部的是中间部分，其中以线粒体的形式储存着一包能量。据估计，尾巴每摆动 1000 次，能够推动精子前进大约 1 厘米。储存在中间部位的能量足以支持精子向前游动数个小时。与此同时，线粒体还可以通过燃烧从周围环境中摄取的含糖物质提供能量。能够摆动尾巴，从而使精子前进的是一套微管系统，结构精妙，横断面看上去和电缆类似。如果没有这些微管，精子会失去游动的能力。

来自女性生殖系统的物质持续作用于精子，使精子在整个旅行过程中不断变化。在宫颈和输卵管内衬的纤毛团中，隐藏着腺体。这些腺体所分泌的物质有助于精子成熟，获得使卵子受精的能力，在某个时刻成为受精的候选者。

从阴道到输卵管，精子需要走过的整个路程长 15~18 厘米，通常情况下，需要花费几个小时的时间，不过，在适宜的情况下，某些游得较快的精子只要半个小时就能够抵达目的地。研究人员推测，女性性高潮可能会加速精子的传输过程，但是，我们目前还不确定，游得最快的精子就一定是导致卵子受精的优胜者。

精子尾巴里像电缆一样的微管为精子提供推动作用，而位于精子头部后方的线粒体为精子提供运动所需的能量，从而使它能够开始与卵子相遇的旅程。受精通常在排卵之后 24 小时内开始进行。

> 面对密集的纤毛，大部分精子所进行的斗争都是徒劳的，它们为此耗尽了能量。

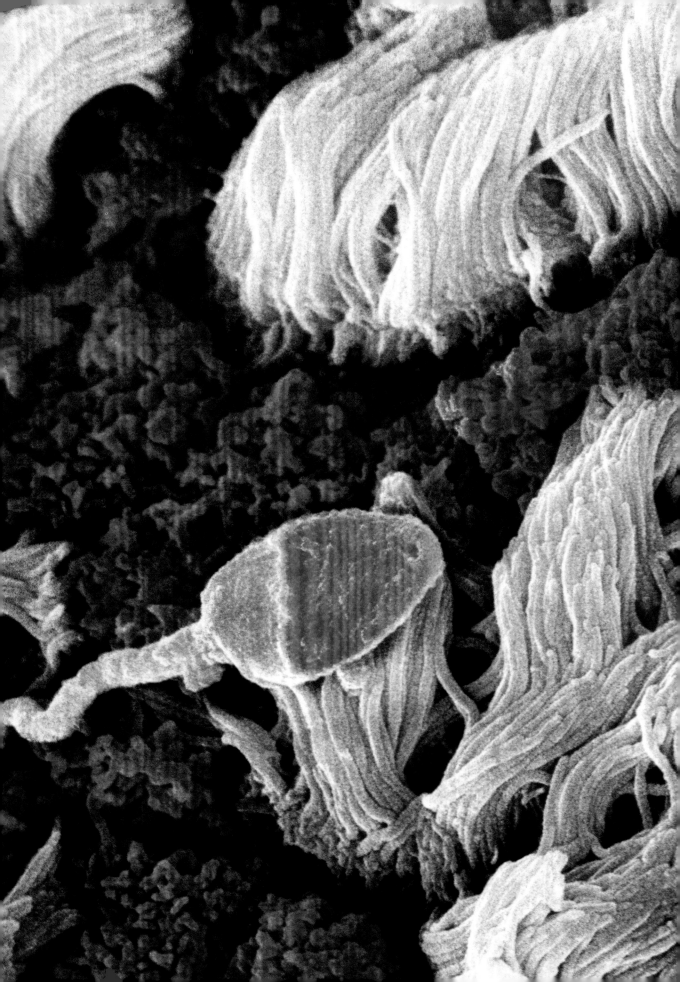

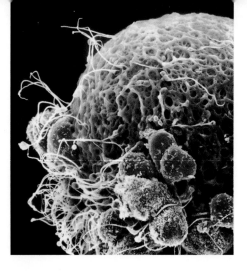

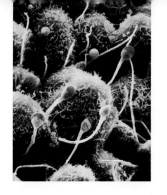

形成顶体（精子头部的红色结构）
的精子

精子正在清除卵子周围的滋养细胞

让卵子显露出来

当第一个精子与卵子相遇的时候，受精过程就真正开始了。精子们聚集在卵子周围，疯狂地试图钻进去。

在进入输卵管的过程中，围绕在卵子周围的滋养细胞，有一部分已经完成了自己的使命并且脱落了，尽管如此，卵子依然被大量滋养细胞包裹。在某个时间，100个或者更多的精子抵达卵子停留的部位，每一个精子都挤入由滋养细胞构成的云团。此时的精子头部覆盖着一种被称为顶体的细胞器。顶体为精子头部提供保护并释放出酶类，帮助精子溶解围绕在卵子周围的滋养细胞。与此同时，化学反应也会对顶体产生溶解作用。在这个过程中，大部分精子死亡，不过它们为最终的胜利者铺平了道路，几个小时之后，卵子的外表面彻底显露了出来。

为了保护内部组织，卵子外面还有一层非常牢固的壳。这层壳并不是由细胞构成的，而是坚硬的黏性材料，很难被穿透，精子只有完成这个艰巨的任务，才能进入细胞质，接触到储存有女性遗传信息的细胞核。

在这个过程中，整个精子就像是一台钻孔机，尾巴通过运动，促使精子头部像钻头一样一圈又一圈地旋转。卵壳又厚又硬，让人怀疑精子是否有能力穿透它。不过，用不了多久，精子就可以在卵壳表面找到便于进入的小凹陷或者裂缝，很快，精子就强行挤了进去。

在进入卵子之前，精子需要将那些围绕在卵壳周围的滋养细胞清理掉。帽子一样的顶体结构能够释放酶类使卵子裸露出来，同时还可以为精子头部提供保护，避免被溶解。从右上图中我们可以看到，卵子表面的一部分已经显露了出来。

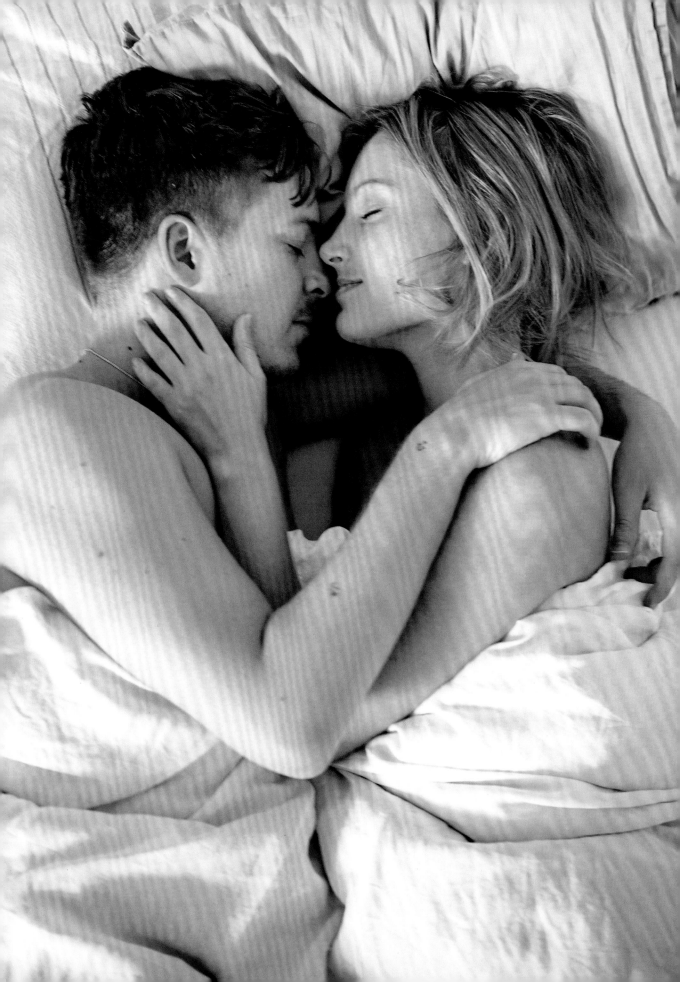

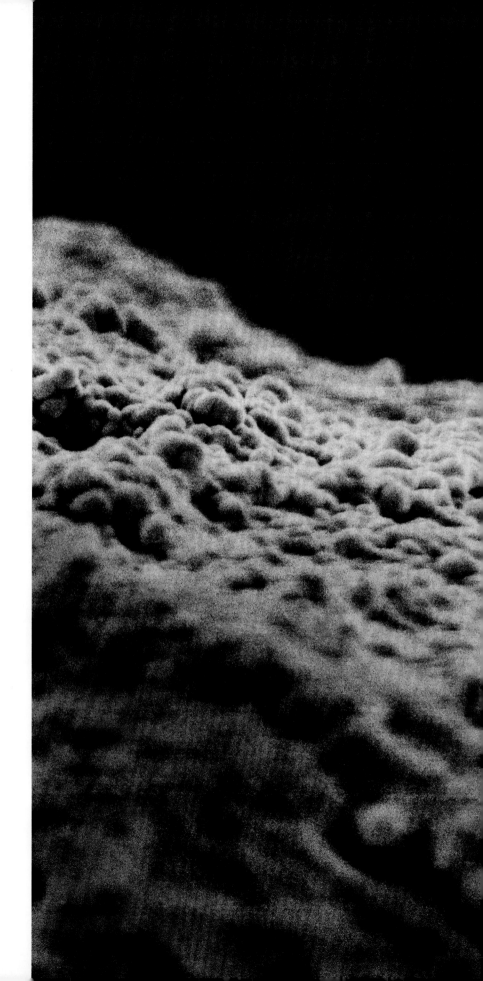

尾巴猛烈甩动差不多2万次，推动精子最终钻进卵子。此图显示一个精子已经开始穿透卵壳，但是尚未完全进入卵子内部。

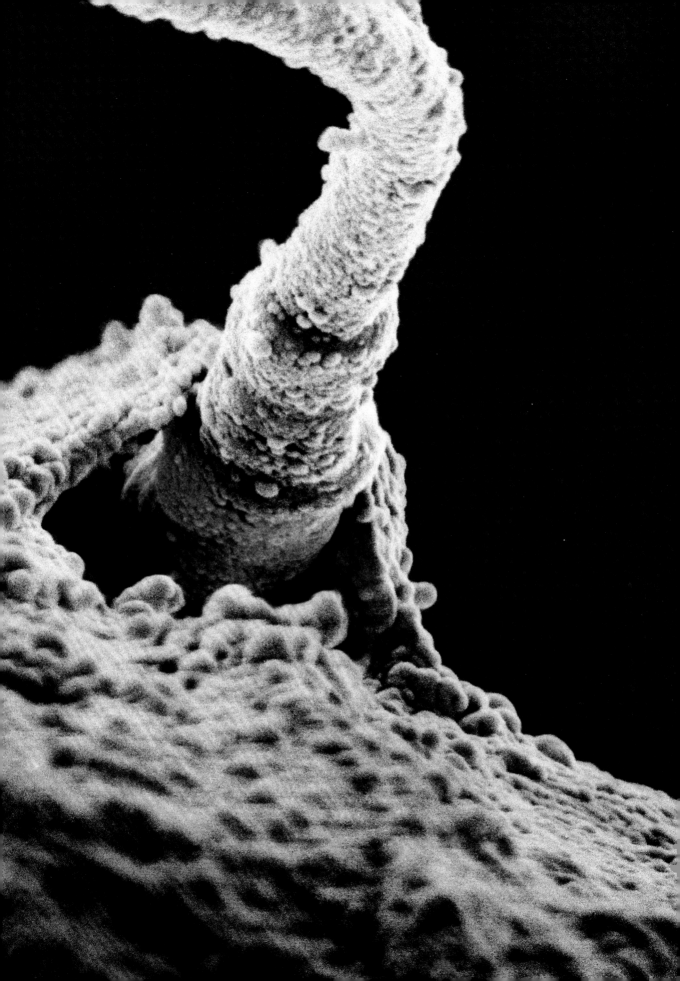

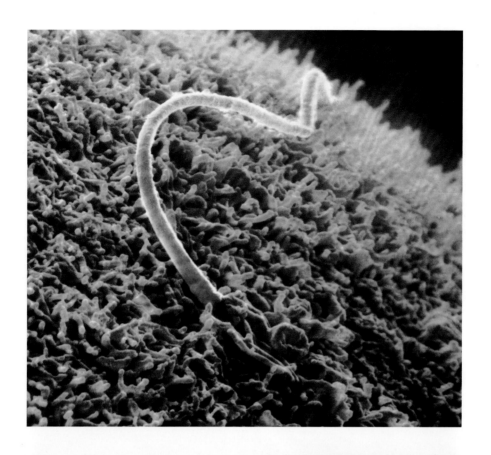

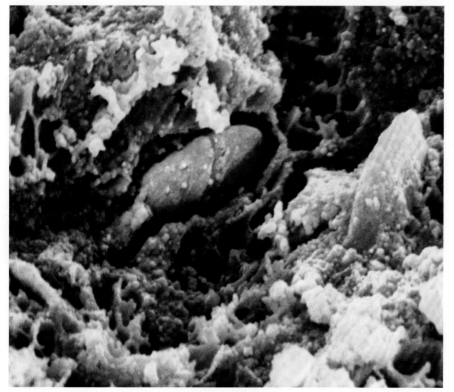

在卵细胞外壳的内部，还有一层具有保护作用的内膜。在外壳和内膜之间存在细小的缝隙。此图显示有几个精子已经进入缝隙，但是最终只有一个精子能够使卵子受精。

< 此图显示，最终的获胜精子已经穿透卵子的细胞质，抵达女性遗传信息存储的位置。

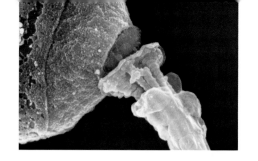

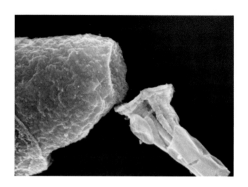

精子尾巴的断裂过程

一旦精子的头部进入卵子，就不再需要尾巴，它的使命彻底结束了。

在卵壳和卵子之间有一个充满液体的空间，破开卵壳，精子就进入到这个空间之中。在这个过程中，顶体剩余的一点痕迹也消失得无影无踪。此时此刻，精子终于有机会进入卵子了。

穿过卵壳的精子，聚集在卵壳与卵子之间的空间内。一个精子突然停止运动并且黏附在卵细胞的内膜上。此后，它的头部及中间部分进入卵子的内部。又过了几分钟，精子的其他部分也进入了卵子。一旦进入卵子内部，携带有男性遗传物质的精子头部就开始膨胀，成为一个清晰可辨的细胞核。此时的中间部分已经完成了使命，就像宇宙飞船抛弃火箭助推器一样，精子抛弃了失效的发动机尾巴。

随着精子穿透卵子内膜，一系列有趣的事情发生了：构成卵子的化学成分迅速出现变化，由此引起一场急速的离子风暴，使跨越卵子内膜的电流发生改变，其他精子再也无法进入卵子。这是一个至关重要的过程，一旦受精过程由一个以上的精子参与，就会扰乱遗传信息，导致发育终止。

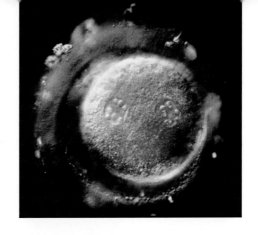

拥有两个核的受精卵

创造一个新生命

当精子头部在卵子的细胞质中膨胀变形，形成一个细胞核的同时，卵子细胞质中还会形成另外一个细胞核，就在原本储存遗传信息的核区位置。只有两个细胞核相遇才能创造出新生命。为了帮助它们，原本位于精子头部被称为中心粒的结构利用微管蛋白发育形成与蛛丝类似的细丝，随后伸展到整个卵子内部，像轨道一样，引导细胞核穿过细胞质，确保每一片遗传物质片段都能够相遇并融合。

卵子细胞质的收缩运动也有助于两个细胞核的相互靠近。不久之后，两个细胞核相遇并完成融合。此时此刻，形成了一套独一无二的遗传编码，一个新的人类胚胎被创造了出来。它的一部分基因来自母亲，另外一部分基因来自父亲，各种基因之间的组合拥有几乎无限的可能性。

在两个细胞核融合之后，它们的外壁发生溶解，所有的遗传物质被纳入细胞质。在卵膜内，现在只有一个细胞，不过这个始祖细胞在未来能够发育形成数以亿计的细胞，其中包含人体所需的全部细胞类型，由此构成一个全新个体。到目前为止，受精过程彻底完成了。

在卵子细胞质中有两个差不多相同大小的细胞核，其中之一是精子膨大的头部，含有来自男性的遗传信息。另外一个是卵细胞的细胞核，含有来自女性的遗传信息。两个细胞核向着卵子的中心位置，面对面缓慢地移动。

> 在卵子的中心位置，奇迹正在发生：分别来自男性和女性的细胞核相互融合，构成了全新的染色体组合。基于这种染色体组合，一个全新的个体形成了。

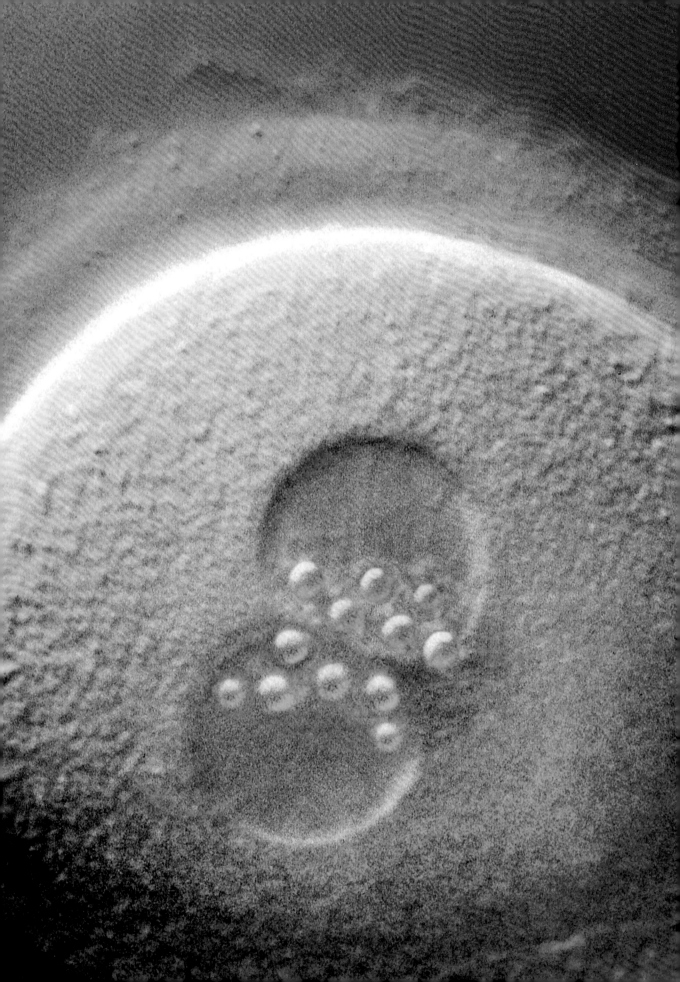

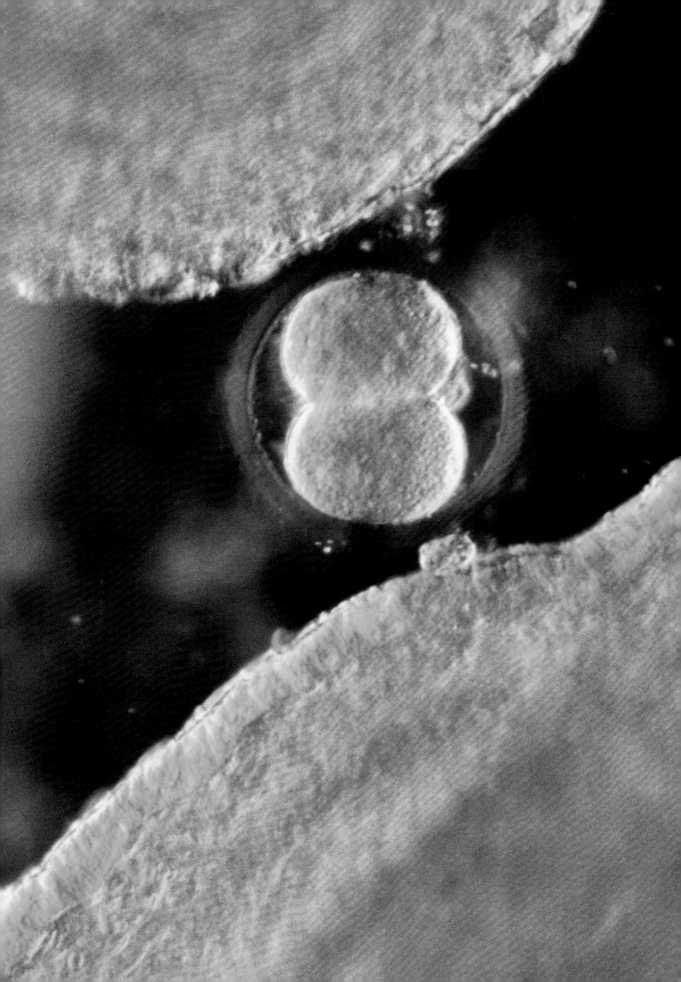

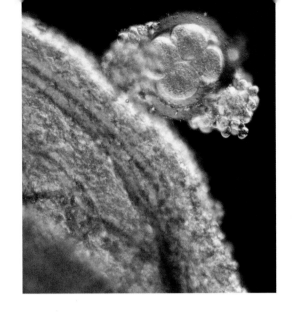

输卵管中的受精卵

穿越输卵管的旅行

受精结束之后的几个小时，受精卵完成了第一次分裂。在大量能量的支持下，受精卵为自己制造了一份精确的备份。对宇宙中任何一个物种来说，这种细胞分裂都是生命延续的基石，是创造奇迹的关键。在第一次分裂的过程中，中心粒协助完成了遗传物质的分配。经过分裂，受精卵形成了两个细胞，每一个都携有来自父亲和母亲的基因。

输卵管内的环境非常适合现阶段受精卵（结合子）的发育要求。输卵管黏膜层为它提供营养素，而受精卵产生的少量废物也会被受精卵周围聚集的大量液体所稀释。

受精之后，受精卵会停留在输卵管黏膜所形成的皱褶里，随着女性身体的运动而缓慢地前后摇摆。数天之后，它就开始了移居子宫的旅程。输卵管黏膜层表面覆盖着数百万个微小的纤毛。这些纤毛会向着同一个方向摆动，把受精卵推向子宫。与此同时，输卵管的肌肉层也会出现收缩，使输卵管内的液体向着子宫的方向流动。换句话说，输卵管的这些结构特性，能够避免卵子反向移动，意外地落入腹腔而造成宫外孕。

开始移居的受精卵会在输卵管内继续停留 2~3 天。在这个阶段，会分裂数次，最初的分裂间隔为 12~15 小时。受精之后的 48 小时，受精卵拥有了 4 个细胞，再经过 24 小时之后变成了 8 个。

受精卵继续分裂，现在我们可以看见 4 个细胞，而实际上的总数很可能是 8 个。此时的受精卵正在从内衬纤毛的输卵管向子宫移动。在这个阶段，受精卵周围依然围绕着一些滋养细胞，能够为受精卵提供营养。

< 受精卵首次分裂，形成了两个完全相同的子细胞。

在受精卵之外，精子依然在英勇地奋斗，它们徒劳地甩着尾巴，希望能够使卵子受精。不过，胜利者已经产生，现在的受精卵能够有效地自我封闭，阻止精子进入。直到数天之后，这些精子才会放弃战斗，默默地死去。

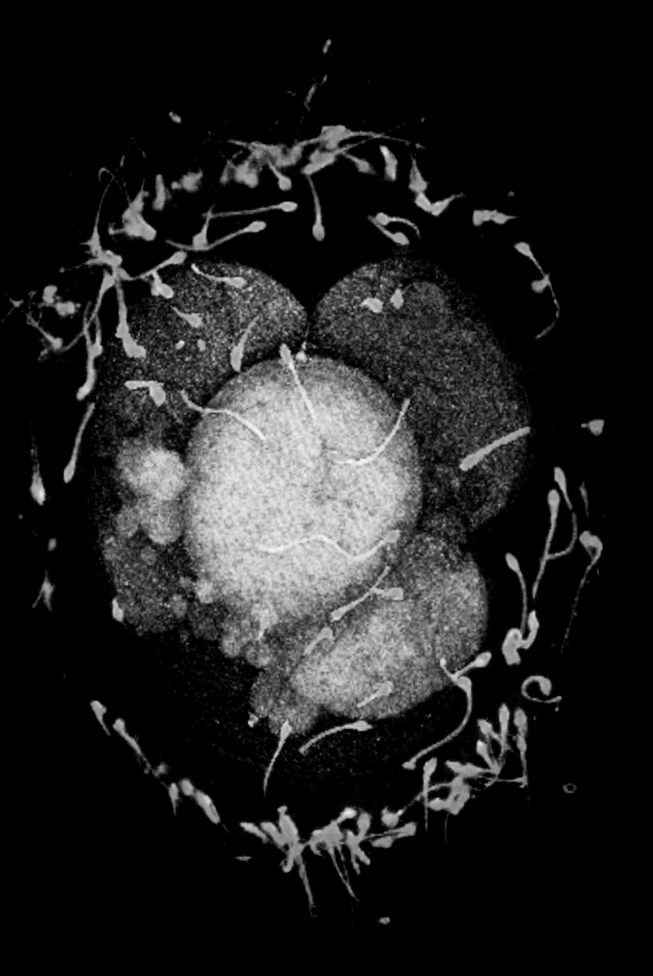

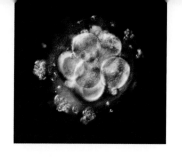

桑葚胚阶段的受精卵

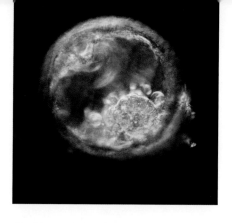

囊胚阶段，此时的细胞开始形
成群体

　　此时此刻，受精卵里的每一个细胞都一模一样，难以区分。到了第
4天的时候，受精卵里的细胞堆积在一起，就像是一颗桑葚，此时的受精
卵又被形象地称为桑葚胚。又过了几天，桑葚胚中形成了一个很明显的空
腔。自此以后，受精卵发育进入了囊胚阶段。在这个阶段，我们可以清楚
地观察到细胞的首次任务划分：有一团细胞被称为内细胞群，将会发育为
胚胎，而其他的细胞将会形成胎盘。

　　每一侧的输卵管上都存在着几个区域，由肌肉环形包绕形成狭窄段。
这些狭窄段的功能类似航运通道上的船闸，平日处于闭合状态，但是在排
卵之后的第4天或者第5天却会突然开放，使囊胚可以通过。包绕着输卵
管狭窄段的肌肉呈环状。当它们松弛的时候，就会导致输卵管狭窄段开
放。而这些肌肉的收缩与松弛主要是受孕酮激素调控。在这个阶段，排卵
后的卵泡所形成的黄体，正在大量制造孕酮。

　　囊胚通过输卵管狭窄段的旅程仅仅需要几小时。输卵管内存在大量的
黏膜皱褶，这些皱褶紧密地贴合在一起。囊胚需要穿过这些皱褶，这是一
项关乎生死的艰巨任务，一旦被卡在皱褶之间，囊胚会植入输卵管管壁，
而不是子宫壁，从而形成宫外孕。此时，胚胎无法正常发育，部分孕妇会
流产，而其他的孕妇需要通过药物或者手术终止妊娠。

在受精后的第4天，受精卵
分裂为一小团细胞，进入桑葚
胚阶段，不久之后，桑葚胚
中拥有了25~30个细胞。又
过了24小时，细胞数达到了
70~100个，进入囊胚阶段。
在通往子宫的旅途中，囊胚的
细胞分成了两群，一群形成了
胚胎，剩下的则形成了胎盘。
上图显示的是位于囊胚右下区
域的胚胎细胞。

> 输卵管的黏膜层覆盖着细小
的纤毛。这些纤毛向着相同的
方向摆动，轻柔地推动受精卵
向前移动。输卵管肌层的收缩
为受精卵的移动提供了额外的
动力。

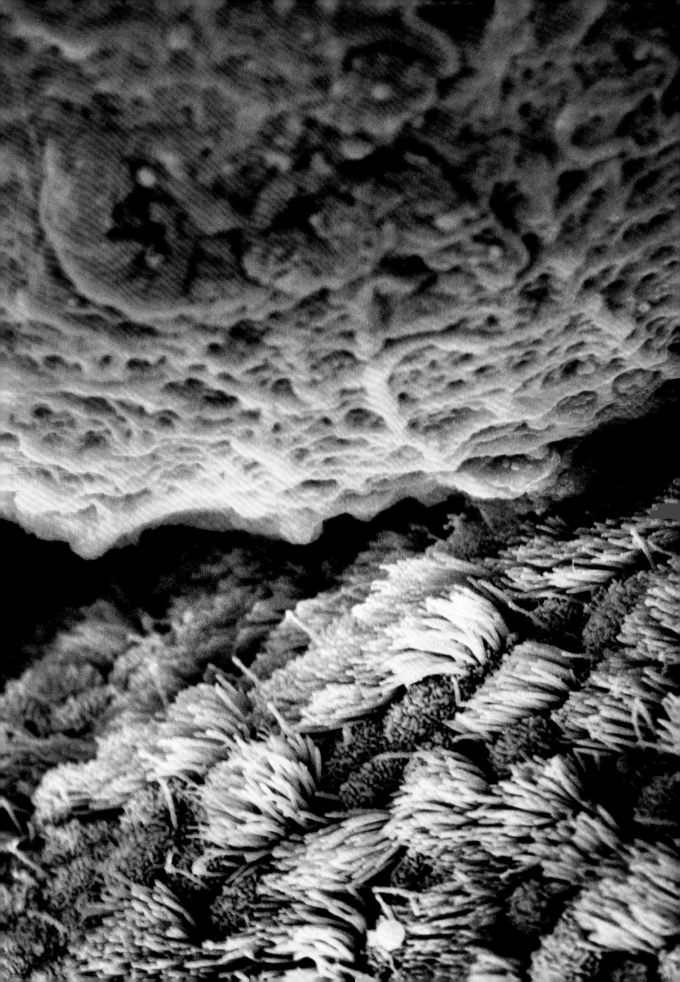

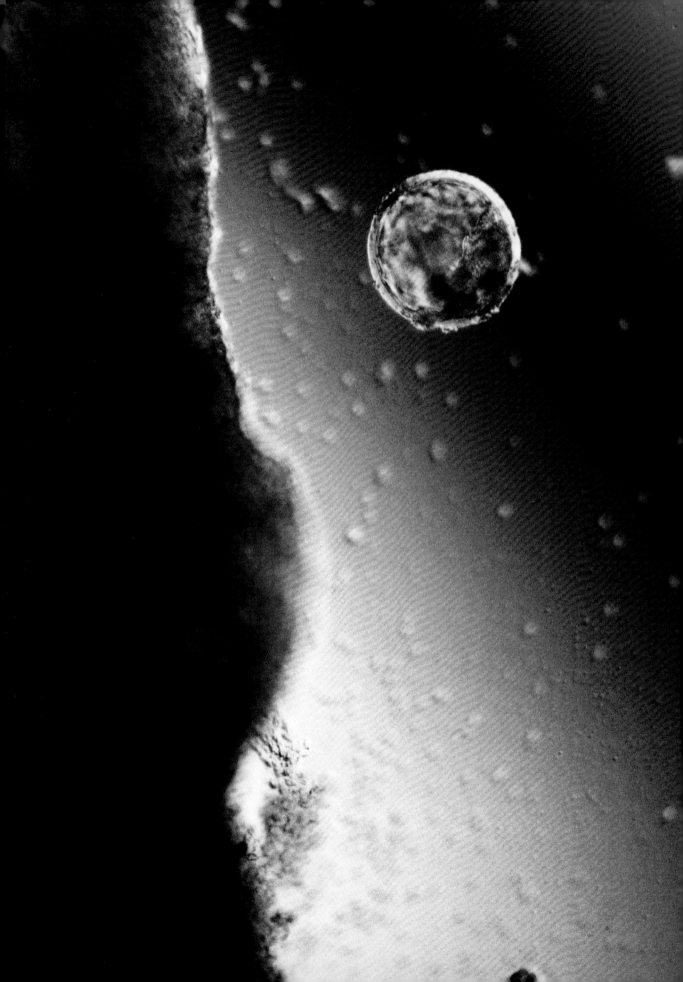

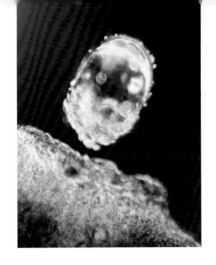

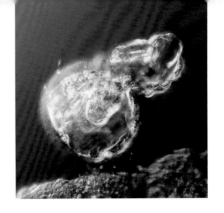

正在孵化的囊胚

翻滚的囊胚

在子宫里软着陆

穿过狭窄的输卵管，囊胚就抵达了宽敞的子宫。此时的子宫已经做好准备，正在静待囊胚的到来。通过排卵过程，卵子从卵泡中释放出来，在输卵管内受精，随后被转运到子宫，这个过程花费了差不多1周的时间。与此同时，子宫的黏膜层一直在发育。进入子宫之后，胚胎会仔细选择着陆点。研究人员相信，胚胎会将化学信号释放到周围环境，只有那些适宜它茁壮成长的部位，才会对胚胎的邀请做出回应。

在胚胎和胎盘的外面，包裹着一层类似胶囊皮的外壳。在着陆之前，囊胚至少会收缩扩张 3~4 次，与此同时，胚胎和胎盘将会褪去外壳。如果胚胎健康而富有活力，便会顺利孵化，与透明的空壳脱离，随后空壳溶解。

相比于外壳相对平滑而坚硬的外表面，胚胎此时的表面并不是那么光滑，并且还具有一定的黏性，就像是曾经浸泡过糖水一样，含有与糖相似的分子。这些分子向着子宫黏膜探出细小的突起。子宫黏膜表面同样含有类似的分子，会做出相同的动作。两者的细小突出相互插在一起。

胚胎与子宫内膜进行首次接触是至关重要的。在那一刻，多种因素必须精确结合，胚胎才有可能成功着床。在植入子宫的过程中，率先附着在子宫内膜之上的是胚胎细胞，而不是胎盘细胞。通常情况下，胚胎的植入点位于子宫的上部。

< 囊胚准备在子宫着陆，不过在此之前，它需要脱去外面包裹的壳。

在孵化的过程中，囊胚会在子宫内翻滚，并且时不时地与柔软的子宫内膜碰撞。

（下页图）一旦外壳破裂，胚胎会迅速扩张。这个友好的侵入者逐渐适应了子宫内膜里的居住条件。

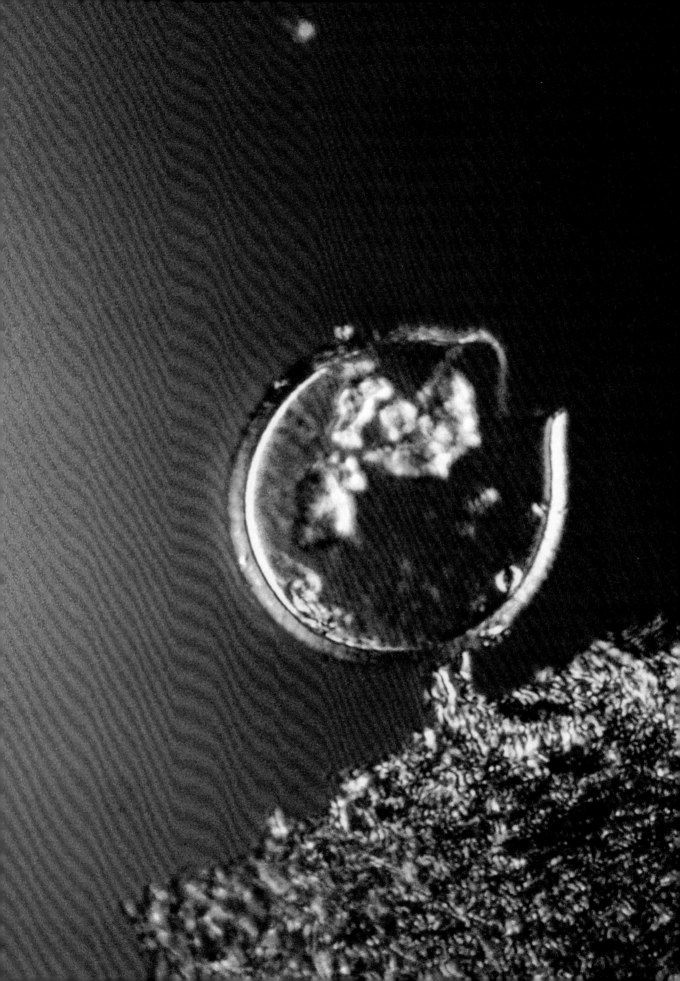

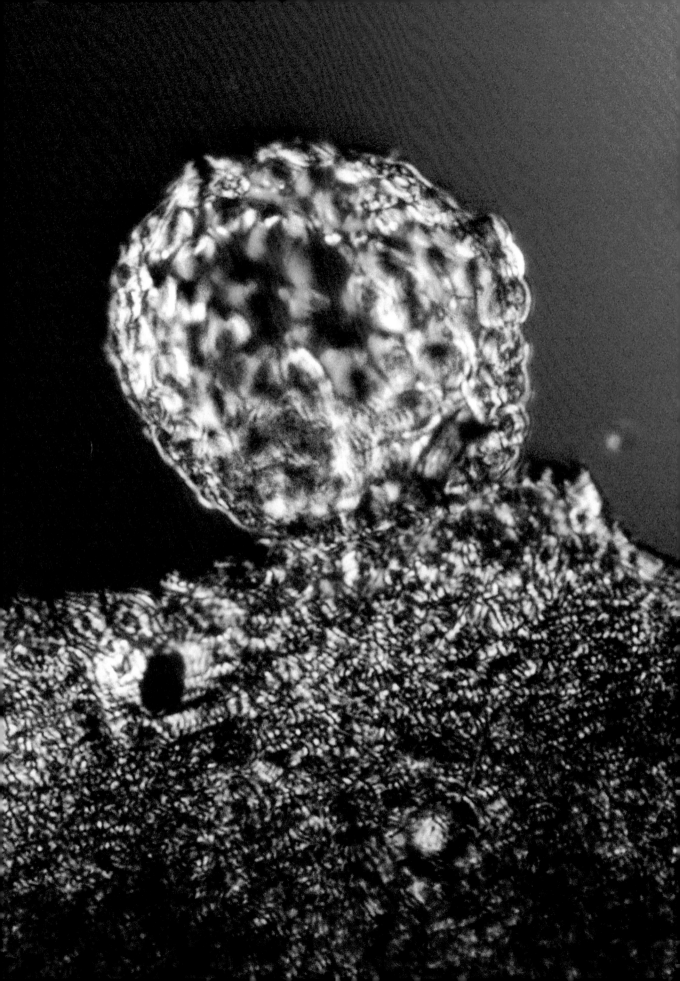

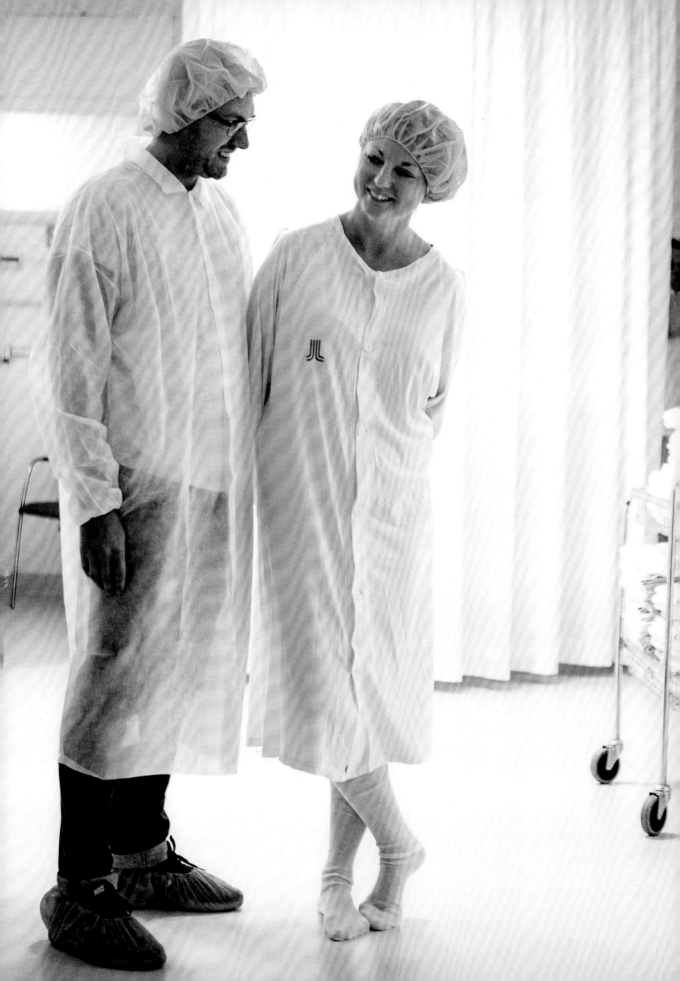

当自然受孕无能为力的时候

尽管大多数夫妇有能力拥有一个甚至更多的孩子，但不孕依然是一个大问题，并且这个问题正在变得越来越严重。据估计，每 7 对或者 8 对配偶之中，就会有 1 对存在或轻或重的受孕困难。这种非自愿的无子女状态有很多原因，其中的一部分原因已经非常明确并且广为人知，而另外一部分原因则模糊不清。

通常情况下，一次精液检测就能够明确问题是不是出自男方。如果一次射精排出的精子数量少于 1000 万个，甚至少于 500 万个，或者是精子的运动能力不足，就有充分的理由怀疑男性不育。

相对男方来说，我们需要进行更加广泛的检查才能确定不孕的原因来自女方。超声波检查能够帮助医生很好地了解女性盆腔器官的状态，发现可能存在的卵巢囊肿、子宫内膜的纤维瘤，显示输卵管是否存在炎症，而存在炎症有可能会导致输卵管肿胀和堵塞。超声波还可以显示子宫看上去是不是正常。我们通过阴道和宫颈注入造影剂，随后利用 X 射线或者超声波就可以观察子宫里面的情况、子宫内膜的厚度，以及输卵管是不是通畅。某些激素实验也是非常重要的，例如检测抗米勒管激素（AMH）。AMH 的水平反映卵巢的储备功能，并且能够提示受孕的可能性。

如果存在结构或者激素方面的问题，而这些问题未能通过手术或者注射激素的方式解决，女性就需要体外受精（IVF）治疗。

体外受精从注射激素开始，利用激素促使女性产生成熟的卵子，同时阻止提前排卵。激素注射有长疗程和短疗程两种方式。在长疗程给药方式中，女性首先会利用药物阻断自身的激素分泌。这些药物作用于脑垂体，通过注射的方式，在激素刺激阶段之前应用差不多 2 周的时间。

不过，激素刺激的精细调节是非常困难的。等到自然排卵即将发生的时候，在阴道超声的帮助下，医生会将 1 枚细针经过阴道壁穿入卵巢，抽取卵泡的内容物，从而收获卵子，理想的数目是 8~10 个。通常情况下，卵子很快就通过显微镜被筛选出来。它们被放入培养皿，利用特殊的营养液，在 37.5℃的条件下进行孵化。

男性已经提供了精子，现在到了获取女性卵子的时刻。如果一切顺利，这些卵子将会在几小时内受精。

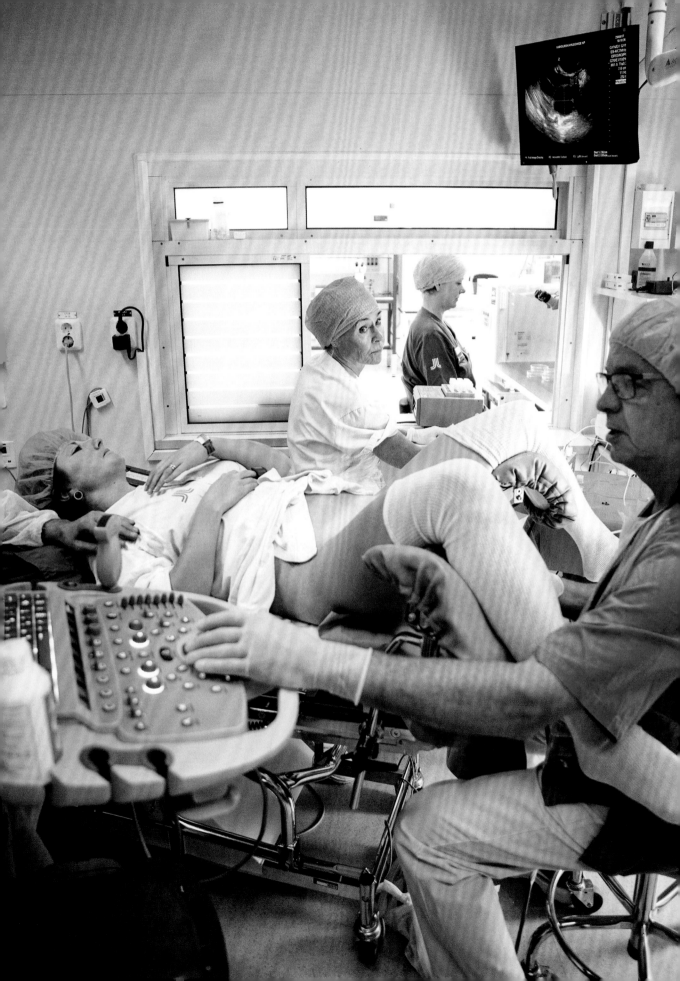

在超声波的引导下，医生从一侧的卵巢中收集卵子。与卵子一同抽取的液体将被注入试管进行生化分析，而卵子在被移入培养皿之前也会被检查及计数。此后，这些卵子将被放入孵化器，在体温的条件下进行培养。几小时之后，为了使卵子受精，精子将会被注入培养皿，与卵子混合。

3~5天之后，受精卵将会被重新移植到女性的子宫之中。

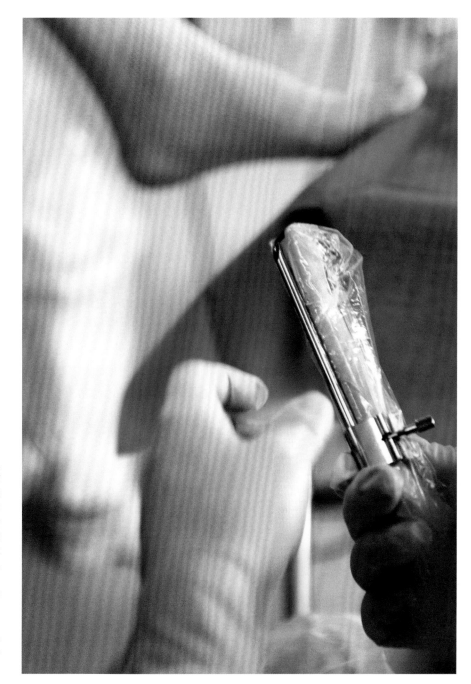

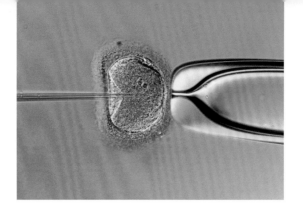

利用卵胞浆内单精子注射（ICSI）的方法使卵子受精

几小时之后，由男方提供给实验室的经过特殊处理的新鲜精子被加入卵子的培养皿。自然的情况下，只有几百个精子可以与卵子相遇，而在进行体外受精的时候，这个数值要大很多。为了尽可能增加受精的机会，通常会有数千个精子被注入培养皿。16~18 小时之后，医生会检查培养皿。在这个时候，通过显微镜可以很容易地判断卵子是否受精。那些受精卵将会被转移到没有精子的新鲜培养液中。

即使是睾丸只能产生少量不成熟精子的男性，在体外受精的帮助下，依然有成为父亲的机会。在局部麻醉的帮助下，医生可以通过针头穿刺或者小手术的方法，从睾丸和附睾中提取精子。此后，精子可以被直接注入卵子，这种技术被称为卵胞浆内单精子注射（ICSI）。通过这种技术，那些没有前进能力的精子也有机会使卵子受精。

受精之后，受精卵的胞浆中会出现两个明显的细胞核，其中的一个含有来自精子的遗传物质，而另外一个含有来自卵子的遗传物质。几小时之后，依然在培养皿中，两个细胞核相互融合，成为一套全新的遗传编码，此后，受精卵开始分裂。

2~3 天之后，受精卵经过分裂，形成了 4~8 个细胞，此时就到了可以被移植回母体的时刻。不过，我们现在常常会继续体外培养 2~3 天，直到受精卵进入囊胚阶段，再利用一根细细的塑料导管，小心地通过宫颈，将囊胚移植到宫腔内。此时，所有的患者都会双手合十，祈祷囊胚足够健康，能够顺利着床发育。1~2 周之后，女性会接受一项血液激素检测。这项检测非常灵敏，可以准确区分女性是否怀孕。

在进行卵胞浆内单精子注射（ICSI）的时候，医生利用 1 根移液管小心地穿透卵子的外壳，将精子注入卵子的胞浆，也就是细胞核原本停留的部位。在移液管被撤出之后，卵子很快就恢复成圆形。

> 如果有 1 个以上的卵子受精并发育成囊胚，多余的囊胚会被放入 1 根长管，随后放置在液氮罐之中，冷冻保存，以备将来的需要。

（见 68~69 页）在受精卵被移植进入子宫之后，夫妇回家等待。为了维持怀孕状态，在早孕阶段，女性有的时候需要接受孕酮治疗。

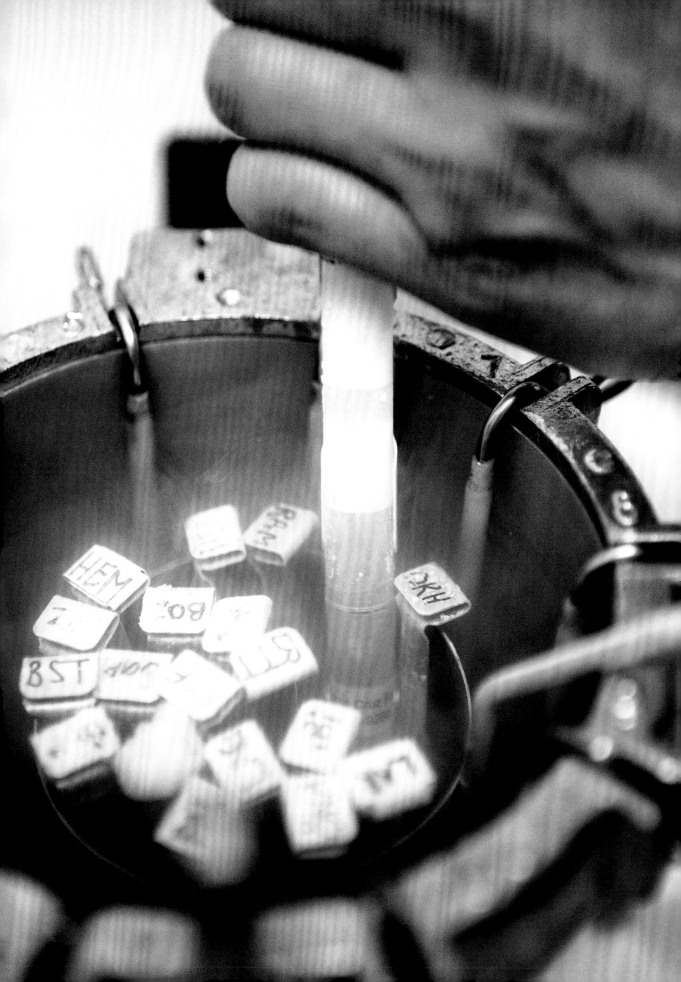

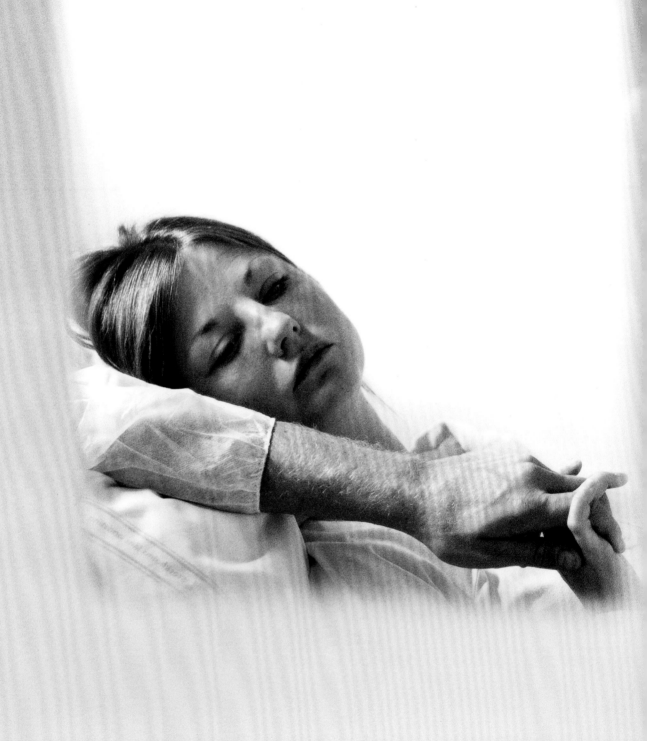

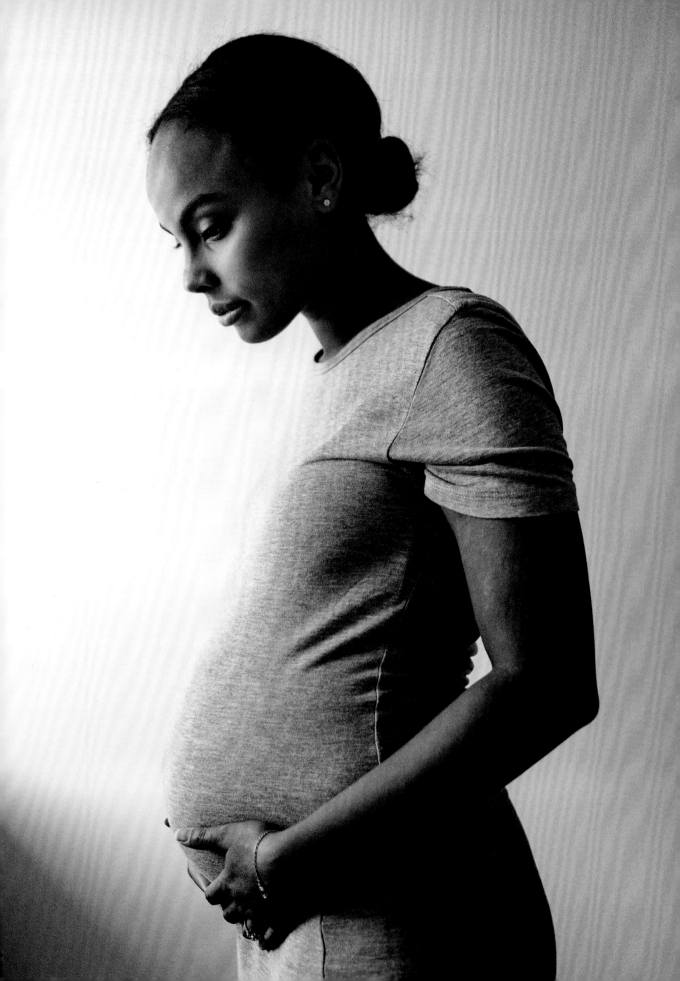

怀孕

　　9 个月的等待时间会让人感觉十分漫长。但是，对于绝大多数准父母来说，怀孕的那一段时间是令人愉悦并且非常重要的过渡时期——充满希望，或许还伴有一点点焦虑。他们可以利用这段时间，调整自己的日常生活规律，为照顾新生儿做准备。时间一天天过去了，起初是胚胎，随后是胎儿，逐渐发育。在这个过程中，女性每时每刻都能够体会到自己身体的变化，一个奇迹正在按照精确的时刻表在她体内呈现。38 周之后，一个新的小家伙已经准备就绪，打算迎接子宫外的新生活。

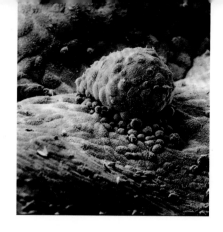

受精后的第 8 天

怀孕的早期征兆

　　一旦附着于子宫壁，胎盘细胞便紧紧地将自己黏附在子宫内膜上，其中的一部分进入血管，沟通子宫壁内的血管系统。通过这种方式，母体的血液开始为胚胎提供营养物质与氧气，同时带走胚胎在新陈代谢过程中产生的废弃物。

　　此时的胎盘，其中的部分细胞开始产生一种重要的激素——人绒毛膜促性腺激素（hCG）。这种激素会向卵巢以及脑垂体传递女性已经怀孕的信息。这种信息表明，在相当长的一段时间里，不再需要排卵，子宫内膜也不必排出，也就是说，不必月经来潮。卵巢中的黄体依据信息指令，产生更多的孕酮，通过血液循环抵达子宫。有赖于孕酮这种激素，子宫内膜得以继续发育并为胚胎提供生长所需的环境。

　　在胚胎的着床过程中，准妈妈可能会表现出少量阴道出血，或者是内裤上出现污迹，这些情况都是正常的。从免疫学的角度来说，将要在子宫内生长发育的微小胚胎，蛋白质的组成结构与母亲完全不同，本质上是一个入侵者，很自然会被排斥。然而，母亲体内的各个系统能够通过复杂的机制将胚胎保留在子宫内继续发育，而不是排斥它。

　　当一名女性怀孕的时候，体内通常的激素周期开始改变，由此导致触摸乳房时会产生疼痛的感觉，或者是对某些气味变得更加敏感，这些情况会使她意识到，自己的身体与以往有些不同。不过，在这个阶段，轻度恶心并不常见，而一旦发现例假推迟，就会帮助她证实自己的推测。

胚胎刚刚完成在子宫内膜上的着床。子宫内膜表面一些山丘一样的细小突起，被称为"胞饮突"。人们认为，它们是胚胎降落的着陆航标。

> 差不多在受精之后的第 10 天，女性血液中孕酮的水平就会出现戏剧性的升高。

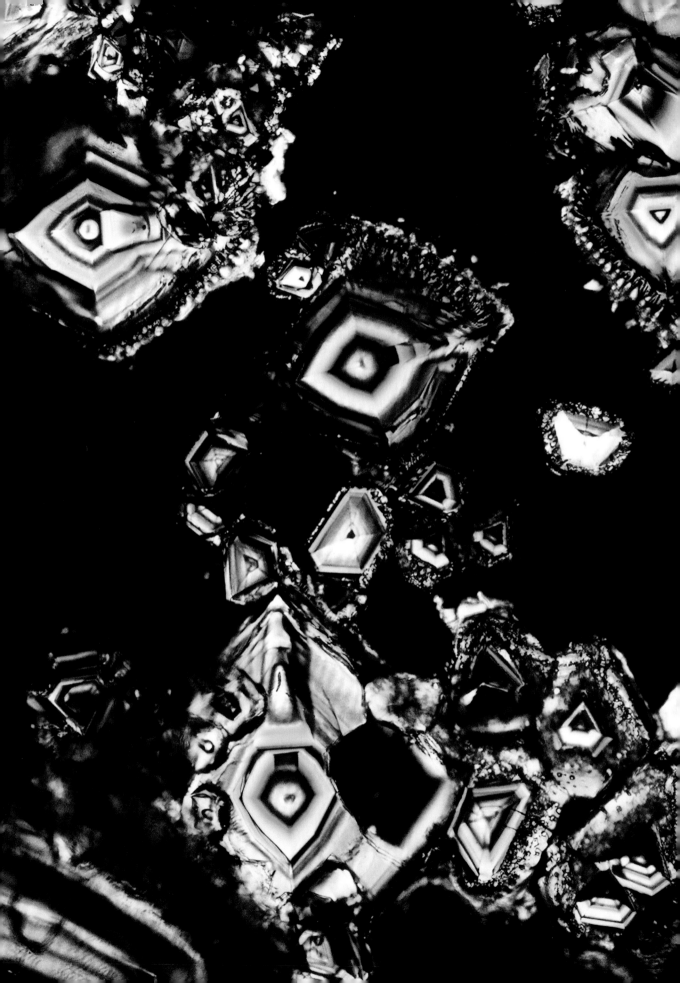

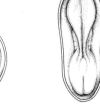 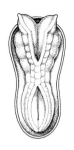

大约 17 天时的胚胎　　大约 20 天时的胚胎　　22 天时的胚胎

变化，每天都在发生

　　差不多在受精之后第 8 天的时候，由一小团细胞构成的胚胎黏附在子宫内膜上。此时的内细胞群，也就是未来的胎儿，由数百个细胞构成，其中的每一个细胞都含有相同的遗传编码，不过，没有一个细胞能够立刻表达全部的编码信息，只能展示其中的一部分。随着胚胎的发育，每个细胞个体的发育潜能从根本上被限制。胚胎细胞在很早的阶段就分化成为 3 层，被称为"胚层"，其中的最外层，也就是外胚层将会在未来形成大脑、脊髓和神经。外胚层经过几天的发育，在靠近身体中线的位置增厚，出现两条纵向皱褶。两条皱褶之间是一条很深的压痕。压痕很快闭合，形成一条中空管道，其中的一端开始出现一个气泡样的结构，正是原始的大脑。此后，脑干逐渐向周围伸出神经纤维，脊髓也开始形成。除此之外，外胚层的其他细胞还会形成皮肤、毛发、皮脂腺及汗腺。

　　来自中间胚层，也就是中胚层的细胞，将会发育成为骨骼肌、心肌，以及其他的肌肉组织。与此同时，中胚层细胞还会转化为血管、淋巴管和血细胞。这些组织与心脏一起，共同构成了循环系统。卵巢、睾丸和肾脏，同样来源于这个胚层。而最内侧的胚层，也就是内胚层的细胞，将会形成肠道系统及泌尿道。此外，内胚层还会为机体内的所有器官，例如肺脏，提供黏膜层。

　　胚胎发育的早期阶段非常敏感。发育过程中即使出现非常微小的偏差，都有可能对胎儿造成终生携带的损害或畸形。在这个阶段，无论是外部环境还是内部条件，都至关重要。不只是各个器官，还包括器官之间的交互关系，每一个细节问题都必须完美地解决。一旦出现严重的缺陷，大自然的防护机制就会发挥作用，从而导致女性流产。尽管还有其他因素的存在，基因异常依然是流产最常见的原因。由于卵子或者精子缺乏最佳的遗传条件，每 5 个胚胎之中，就会有 1 个在发育的早期阶段被终结。

计数孕周
女性的整个妊娠期从最后一次月经周期的第 1 天开始，以周为单位计算。实际上，受精通常发生在末次月经之后差不多 2 周的时候，也就是说，胚胎或者胎儿的发育时间（胎龄）要比计算出来的孕周少 2 周时间。除非另有说明，本书中的"孕 ×× 周"指的就是孕周，或者孕龄。当医生或者助产士在计数孕周的时候，通常按整周计数，举例来说，某个孕 9 周加 3 天的孕妇，就已经进入了妊娠期的第 10 周。

当孕 5 周开始的时候，胚胎的形状迅速改变，在几天之内，从一簇细胞变成了长方体，与此同时，围绕着神经管开始出现头部和尾巴。

> 此时的胚胎依然只有几毫米长，主干是弯曲的，神经管在身体的两端呈开放状态。外胚层，也就是胚胎的皮肤，开始封闭整个躯干。

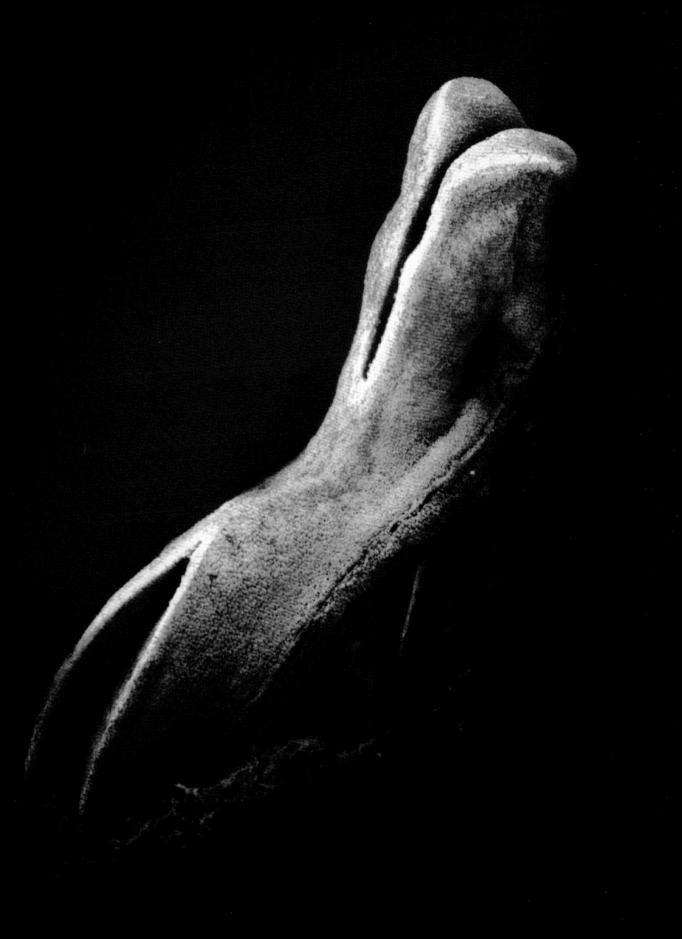

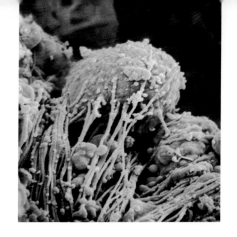

发育 23 天胚胎的大脑细胞

发育初期的大脑

受精之后仅仅过去了几周时间，人类胚胎内就已经可以找到原始的神经细胞。它们起初的形状接近圆形，此后由细胞体逐渐伸出长长的条索样结构，也就是所谓的轴突。神经细胞通过这些轴突与其他的神经细胞或者终端组织，例如肌肉组织相连，借此传递信息。每个神经细胞主要是通过电脉冲的方式将信号传递到细胞体的其他部位。不过，在神经细胞和神经细胞之间，以及神经细胞和终端组织之间的连接点，则是通过化学物质传递信息。

去甲肾上腺素是负责信号传递的化学物质之一，能够迅速地把信息传递给肌肉，以及其他的器官。多巴胺和肾上腺素也能够发挥类似的作用。还有一种化学物质——乙酰胆碱，负责向胃肠道传递信息。不过，只有在胎儿较晚的发育阶段，乙酰胆碱才会开始发挥作用。另外，与去甲肾上腺素相比，乙酰胆碱信号传递系统虽然效果不差，但是传输速度要慢很多。

无论是身体的生长，还是四肢按照正常的模式逐渐出现运动，大脑按照严格的程序进行动态发育都是至关重要的。神经细胞相互平行的轴突束组合在一起形成神经干。神经干在胚胎发育的早期阶段就已经出现。它们就像宽带一样，能够以非常快的速度把复杂的信号传遍全身。

再经过一段时间，大脑内的不同区域进一步分化，开始执行自己特定的功能。其中的某些区域只接收来自身体其他部位的触觉及痛觉，而有的区域只负责视觉和听觉，还有一些区域则是掌控运动。这些运动一开始很笨拙，之后逐渐会变得协调，并且更加具有目的性。

在发育的过程中，神经细胞会伸出细小的突起，其中包括轴突和树突。这些突起会尽可能与周围的细胞发生联系。与此同时，每一个神经细胞都会连接一群来自其他神经细胞的树突，通过这些树突来传递信息。

> 22 天时的胚胎。此时，面部还没有形成。大脑在最初的时候处于开放状态，没有保护壳，不过在不久之后，就会被颅骨覆盖。各块颅骨松散地连接在一起，为大脑发育留出了足够的空间。

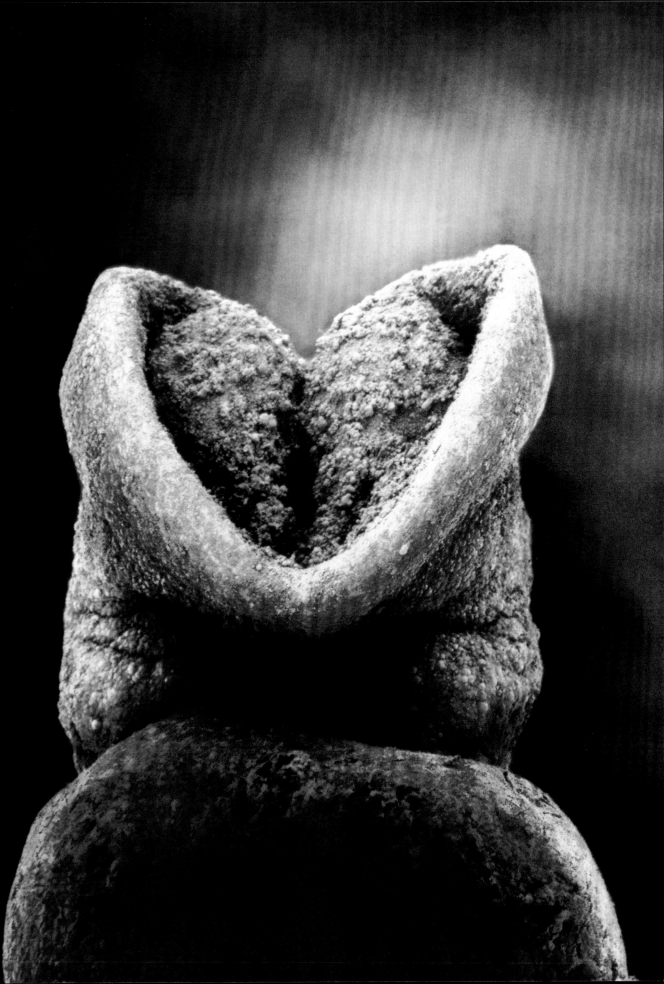

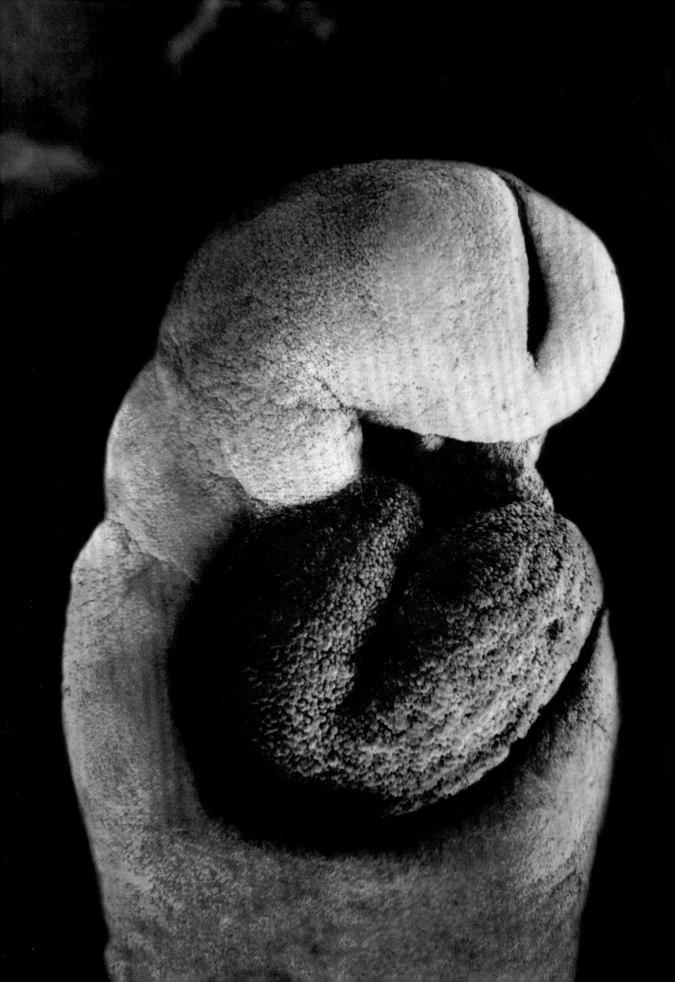

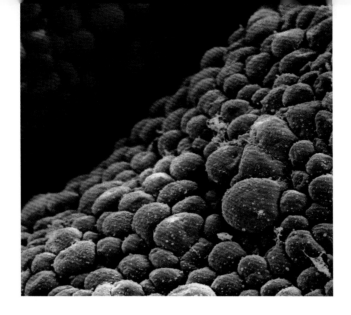

胚胎心肌细胞的放大镜头

第一次心跳

当胚胎还只是一小团细胞的时候，心脏就已经开始发育。到了胚胎发育的第 22 天，新形成的心肌细胞开始收缩，出现第一次心跳。心脏的功能是流通血液，从而将营养物质和氧气输送到正在发育的每一个细小器官，这个功能可以说是胚胎发育的中心环节。

心跳开始的时候，心脏已经拥有了两个腔（心室）。此时的心脏已经很大，看上去突出到身体外面。在胎儿阶段，肺脏处于塌陷状态，胎盘负责为血液提供氧气，新鲜的含氧血液进入左侧心室，由该心室负责将这些血液输送到身体的其他部位，而右侧心室则是负责收集来自身体其他器官的血液。出生之后，肺脏出现膨胀，开始接替胎盘的功能。来自身体其他部位的血液将会回流到右侧心室，由该心室泵入肺脏，携带氧气，随后含氧的血液回流到左侧心室，由该心室泵入主动脉，通过大血管将血液分布到身体的各个部位。

胚胎的心脏跳动非常迅速，速率差不多是母亲心率的 2 倍。通过简单的助听设备，我们很容易听到胎心，而监听胎心是了解胎儿情况较可靠的方式之一。

尽管还没有独立的心脏神经控制心跳，当某一个心肌细胞开始收缩的时候，会对周围的心肌产生多米诺骨牌效应，一起跳动起来。

< 此图显示发育 24 天时的胚胎。我们可以看到，原始心脏占据了身体的绝大部分。此时，它已经持续快速而有节律地跳动 2 天了。

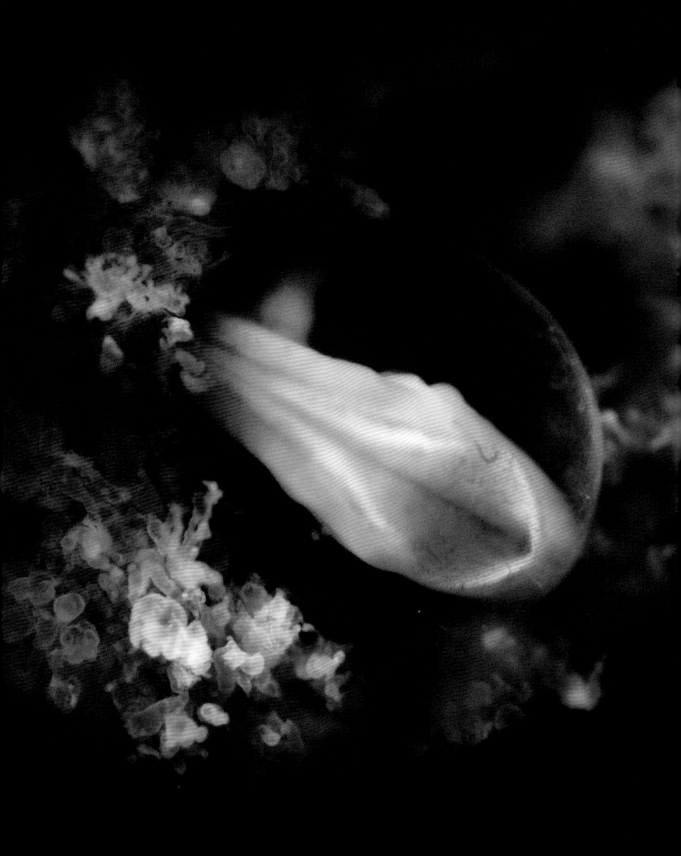

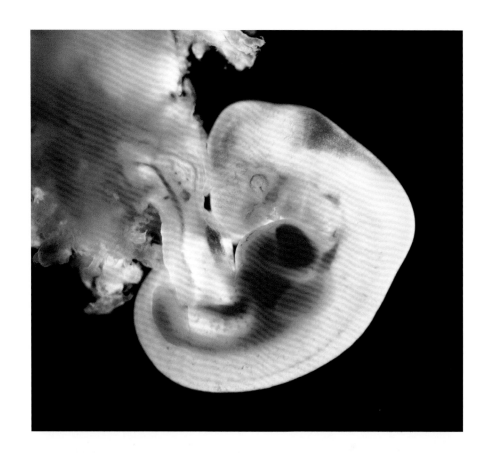

< 发育4周时的胚胎，也就是孕6周。这是从背部角度拍摄的照片，原始大脑位于照片的右侧，相对于整个胚胎来说，头端长得最快。

> 在胚胎发育的过程中，胎盘很快就会和子宫内膜及血管纠缠在一起，从而连接胚胎和母体。它就像是一个繁忙的货运中转站，从母体的血液中汲取营养物质，同时排出胚胎新陈代谢产生的废弃物。到了受精后的第5周，也就是孕7周的时候，胚胎的心脏和肝脏大得不成比例，而在这个阶段，手和脚就像是几个刚冒头的小树芽。

> 胚胎舒服地漂浮在羊膜囊内。羊膜囊内充满羊水，羊水对胚胎的运动具有缓冲作用。大脑下面的圆球就是心脏，从图中我们还可以看到原始的脊髓和尾巴。

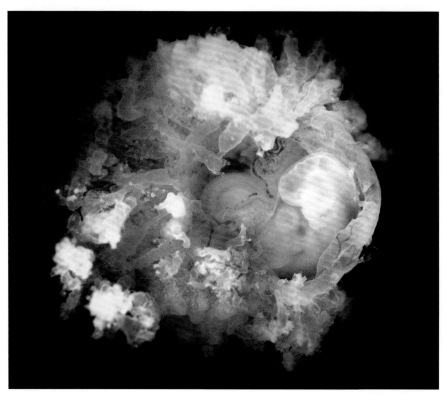

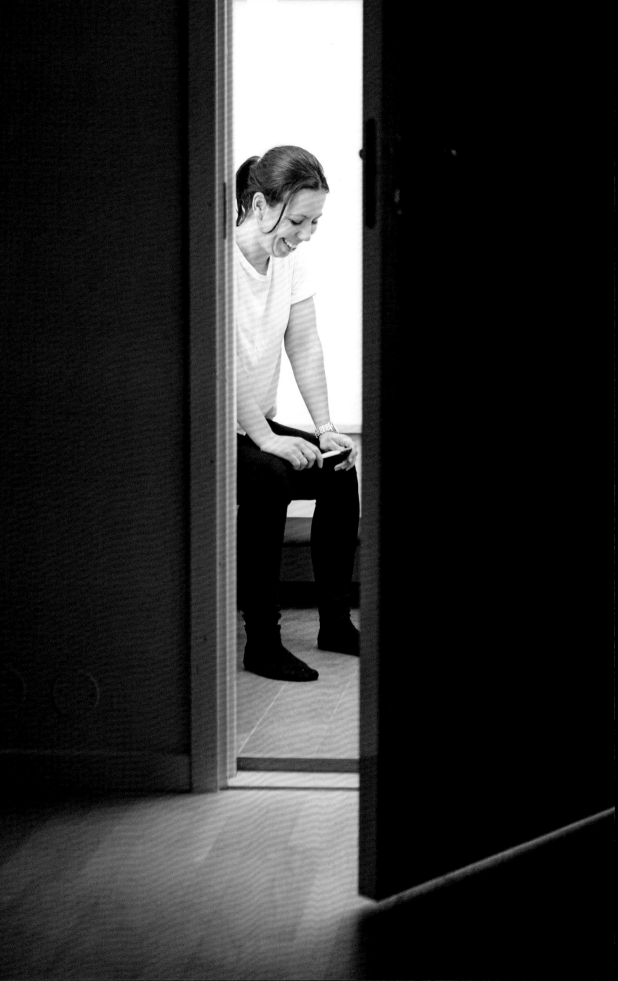

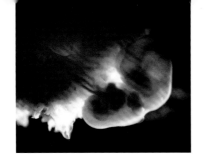

孕 8 周时的胚胎

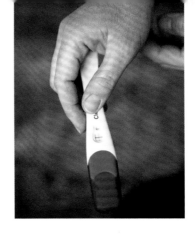

出现蓝色条纹就意味着怀孕

确认怀孕

现在，女性可以通过一些操作简单而非常敏感的检测手段（妊娠试验），在月经刚刚出现推迟的时候，甚至还可以提前几天，就明确自己是否怀孕。妊娠试验的检测原理是基于受精后女性体内会迅速产生一种激素，也就是人绒毛膜促性腺激素（hCG）。女性体内产生的这些 hCG 会进入循环系统，并且在数天之后，出现在尿液之中，此时通过尿检就可以追踪到它。某些现代的妊娠试验甚至能够提示大致的受孕时间。

婴儿将会在什么时候出生？尽管妊娠期并没有精确的时长，不过基于医疗和心理上的原因，通常还是会为孕妇大致估算一个预产期。理想情况下，从末次月经开始，整个妊娠阶段将会持续 40 周的时间，这个时间段正是推测预产期的理论基础。传统的推测方法是，以末次月经的第一天为基准，月份的数字减 3，而日期的数字加 7。只有当孕妇既往月经非常规律，并且间隔为 28 天的时候，这种计算方法才有价值。如果孕妇既往月经并不规律，或者间隔过长，预产期的计算就会变得非常困难。近年来，超声波检查被认为是确定胎龄与推测预产期最可靠的方法。大部分孕妇会在差不多孕 18 周的时候接受第一次超声波检查。不过，如果是为了推测预产期，第一次超声波检查也可以提前进行。

对绝大部分女性来说，怀孕都会令她们兴奋，"很快就可以拥有一个小宝宝了"，是一个令人愉悦的想法，但是，也有一些女性，基于这样或者那样的原因，不得不做出困难的选择，终止妊娠。由于人工流产合法性，以及避孕药使用的差异，不同国家接受人工流产的人数存在着很大的不同。在北欧等地区，女性拥有在怀孕早期终止妊娠的权利，而在某些国家，法律禁止人工流产，女性只能接受非法堕胎，由此会给她们带来严重的风险，一旦流产失败，会因为感染而在未来导致不孕。在世界范围内，非法堕胎后出现并发症是导致 15~40 岁女性死亡的常见原因之一。

受精后的第 6 周（孕 8 周），此时的胚胎有 10 毫米长。胚胎内的细胞充满活力，心脏正在跳动，推动血液流过脐带中的血管。

< 通过一根带有颜色标志的验孕棒，可以很容易地判断女性是否怀孕。将验孕棒浸入尿液样本中，如果颜色标志变色，女性就很有可能已经怀孕了。

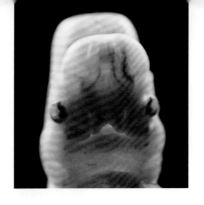

30 天时胚胎的图像

身体和面部初具规模

　　发育了 5 周的胚胎，不再是一团没有形状的细胞，开始形成微小的身体。不过，这个时候的胚胎依然是透明的。在整个身体之中，头部占据着主导地位，上半身要比下半身更大一些，四肢也已经开始发育。早在孕 5 周的时候，胚胎身体的两侧，在未来将要形成肩膀和臀部的位置之间，出现了 1 条清晰的线。仅仅过了 1 周，这条线的两端都长出了 1 个由皮肤覆盖的小隆起。这些隆起虽然突出体表，但是自身却是扁平的，看上去就像是海豹的前肢。不久之后，每个隆起形成一个边缘，然后开始向周围突出。身体上部出现突起是一个信号，通知结缔组织为手、上臂，以及前臂的出现做准备。在稍晚的时候，位于身体下部的突起将会发育成脚、大腿和小腿。手的发育速度明显比脚更快，并且在相当长的时间里，一直保持发育的领先优势，这也就造成了婴儿首先学会抓握，很久之后才能够行走。尽管每个人类个体之间的遗传差异可能相当大，但对每个人来说，这种发育的时间表都已经被精确设定，人与人之间几乎没有什么差异。

　　面部也在逐渐成形。在面部薄薄的皮肤下，逐渐出现了 5 个突起，随后这 5 个突起相遇并融合在一起。首先出现的突起位于两眼之间，止于面部两侧的凹陷结构，也就是原始的鼻孔。这个突起最终会形成鼻子，以及上唇的中间部位。每一只眼睛的下方都有另外一个突起，从头部的两侧突出，分别形成一侧的面颊与上唇。最后，两个突起出现在嘴的下方，最终发育成下唇和下巴。肌肉组织将以这些骨骼框架为基础开始发育，从而使面部可以运动，表达感情。在这个过程中，出现任何微小的干扰，都有可能导致面部的发育异常。例如，持续数日的病毒感染，就可能形成唇裂（兔唇），这是一种令父母十分苦恼的发育缺陷，好在可以通过手术的方式加以纠正，并且效果很好。

这是一张正在发育的面孔。我们可以看到眼睛、鼻子和嘴巴。已经形成的鼻孔位于一个开口上面，这个开口将会发育为嘴巴。此时，鼻孔和上唇边缘之间的凹槽还没被填平。差不多从太阳穴位置向外突起的两个小凹陷将会在未来形成眼睛。

> 孕 8 周时的胚胎。处于位置最高点的并不是头，而是脖子。此时的头部向前弯曲，下巴贴着胸部，躯干的长度不足身体的一半。

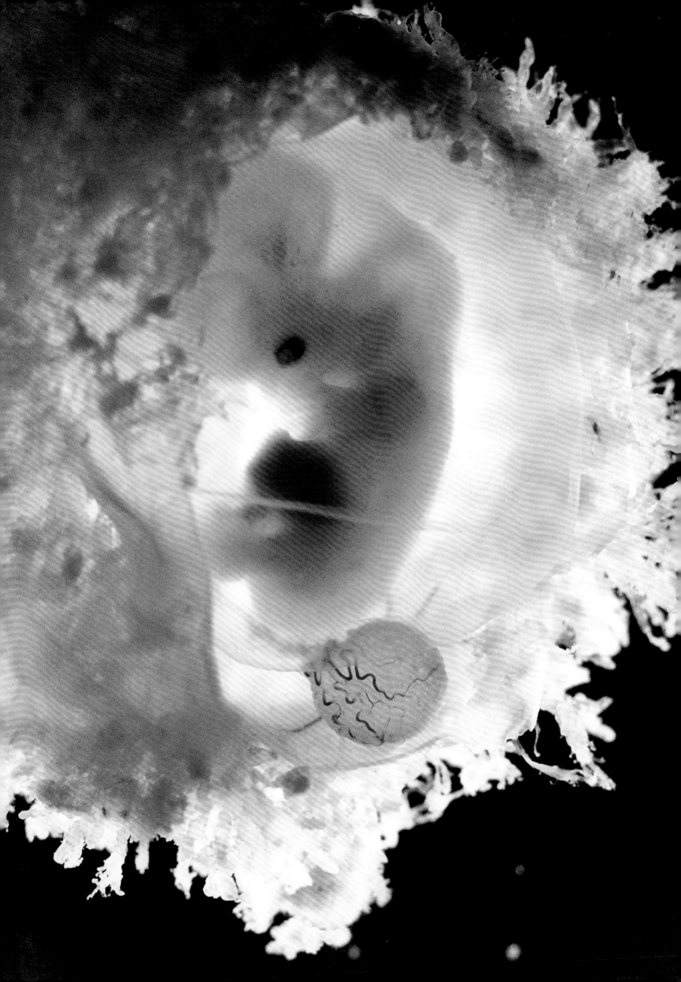

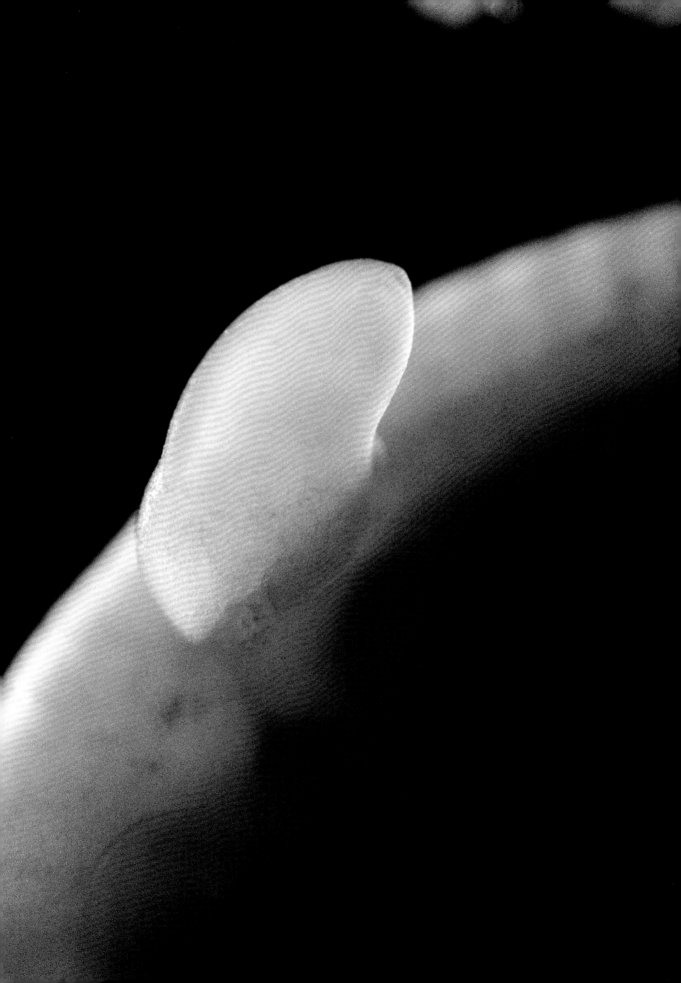

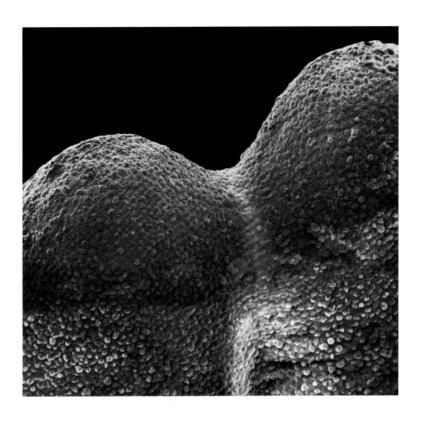

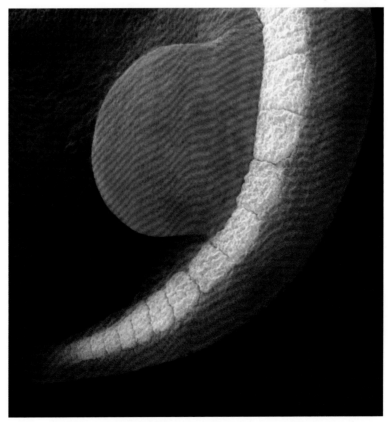

< 孕 6 周时的胚胎，我们可以看到从躯干伸出的手臂萌芽。

> 2 周之后，指间的组织消退，出现了手指的雏形。

> 在孕 6 周的时候，原始的腿和脚还仅仅是躯干伸出的突起。发育不全的尾巴在早些时候已经消失，不过尾骨得以保留，退化成为几块细小的尾椎骨，它们将伴随人类的一生。

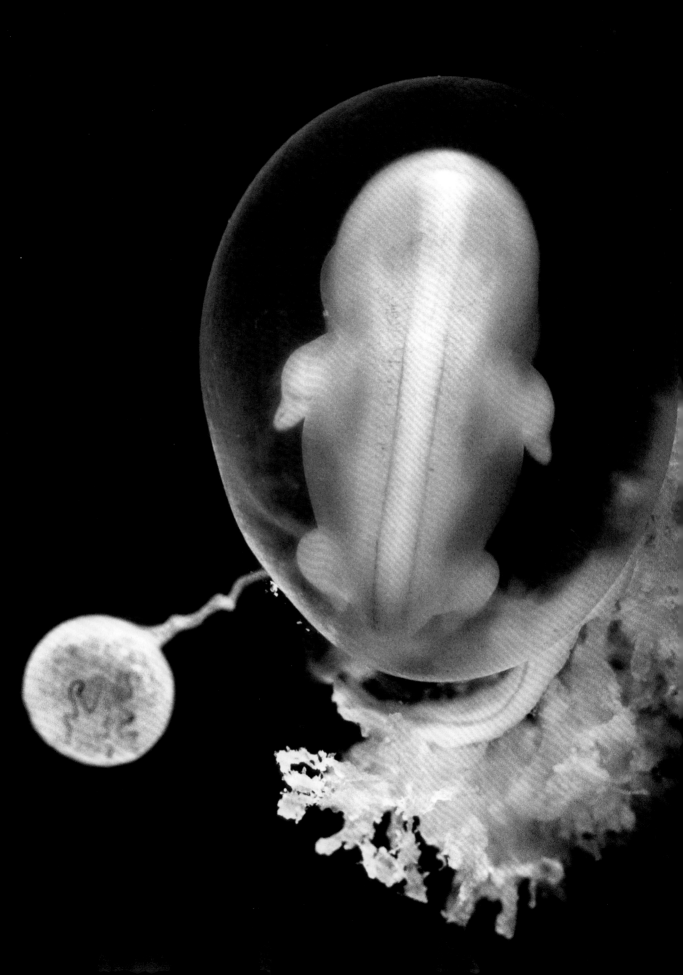

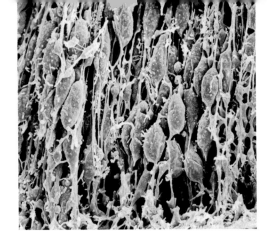

孕 8 周时大脑内的神经细胞

往返脊髓的信号

在胚胎阶段，人类就已经非常清晰地显示出脊椎动物的特点。来自中胚层的骨骼组织像积木一样，组合形成了脊椎骨，每一个骨骼模块两侧均有神经走行的沟槽。人类的脊椎骨由 33 或 34 块椎骨构成。不过，在进化的过程中，4 块尾椎逐渐退化，最终融合成一块骨头，被称为尾骨或者尾椎骨。最接近头部的椎骨被称为颈椎。

我们在前文中已经提到，胚胎的头部有一个开口，会在未来发育成嘴巴。在这个开口和膨胀的心包之间，脊柱会形成 7 个突起，最初的突起看上去就像是鱼鳃一样。不久之后，其中的 1 个形成胎儿的下巴，其他的几个会形成面部和颈部。此时，在它们的下方，12 个胸椎也正在形成。肋骨从这些胸椎中生长出来，逐渐塑造出胎儿的胸部外形。在肋骨围绕的胸腔之中，原始的肺脏已经出现。构成脊柱的各个椎骨不能相互融合，否则的话，脊柱将无法弯曲。在发育的过程中，是由弹性组织和肌肉把椎骨连接在一起，逐渐形成稳定的脊柱。

细小的神经束从椎骨之间的小孔穿出，扩展到全身，形成一个精细的神经网络，发挥两种截然不同的重要作用：将大脑和脊髓发出的信号传递给身体内的每一块肌肉，指导它们收缩并完成不同的动作；将信息通过脊髓传回大脑，让大脑知道，身体的其他部位正在干什么。

在孕 8~9 周，也就是胚胎刚刚发育 6~7 周的时候，这个信号系统就已经开始全面运作，有些神经会向大脑传递触觉信号，有些传递压力或者温度信号。诸如此类，来自眼睛、鼻子、嘴巴和舌头的信息会通过特殊的神经冲动传回大脑。由此可见，在生命的早期就已经有了完整的神经结构为我们提供感觉服务。

孕 7 周的时候，大脑内的神经细胞就已经开始尝试与周围邻居沟通，甚至有些已经建立了连接，由此构成了原始的神经通路。此后，越来越多的神经细胞连接在一起，开始相互传递信息。

< 孕 8 周。此时，我们可以看到整条脊柱，从颈部一直延伸到将会形成下肢的地方。上肢刚刚向外伸展，就像是一对小翅膀。与胚胎相比，此时的胎盘看上去更大一些。悬浮在胚胎左侧。像气球一样的结构是卵黄囊，可能会对胚胎生殖器的发育产生影响。除此之外，卵黄囊还有其他的作用。

初具外形的小小人类

在孕 7 周和孕 8 周的时候，胚胎的面部、躯干及四肢持续生长，原本外形与任何原始哺乳动物的胚胎都差不多，而现在就开始看上去像是缩小版的人类了。迄今为止，一直前倾的头部竖立了起来。不过，颅骨尚未彻底骨化，还处于软骨状态，通过薄薄的软骨可以看到脑组织。在前额的部分，有两个比较大的气泡样结构，未来将会发育为大脑，后方 3 个较小的气泡最终将会形成大脑内其他重要的组织或器官。

相比于身体的其他部位，目前胚胎的头部依然比较大，这是因为胚胎是按照从头部开始，逐渐向下的方式发育的。在出生的时候，新生儿的头部依然占据身体总长的 1/4 左右。直到成年之后，身体的发育程度才赶上头部，此时的头部只占身体总长的 1/8。通常情况下，在孕 6 周的时候，就可以通过超声波扫描看到胎心的快速跳动，同时还可以测量胚胎的长度，一般以顶臀径（又称为头臀长，CRL）表示，也就是坐位情况下，胚胎从头顶到臀部下缘的长度。

在这个阶段，很多器官逐渐开始发挥功能，肾脏形成尿液，胃分泌胃液。与此同时，胚胎也开始运动。我们能够观察到胚胎最早的运动是心脏快速而持续的跳动。不久之后，来自大脑的神经冲动就会指示肌肉收缩，从而出现小的身体动作。最初是涉及全身的全面性运动，此后逐渐出现特定的小运动，例如在身体其他部位保持静止的情况下，一只手的活动。这种持续的运动状态是非常重要的，能够促进肌肉和关节的正常生长和发育。

即使是在发育的早期阶段，胚胎也是非常活跃的，大部分时间都在持续运动，只会利用很短的时间进行睡眠。而那些控制运动，以及收集各种类型感觉冲动的神经纤维逐渐延伸，进入上下肢。

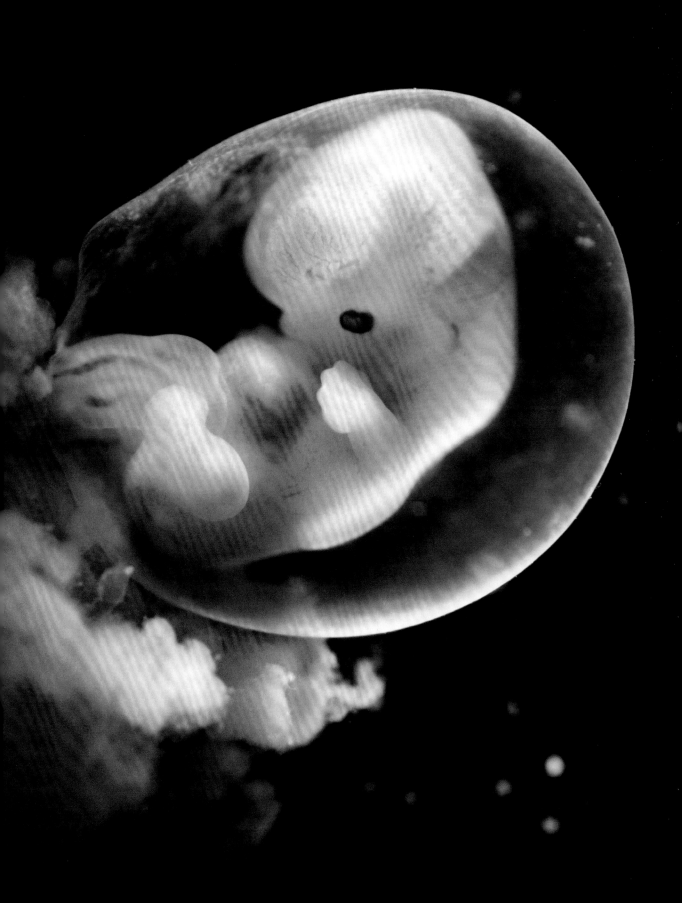

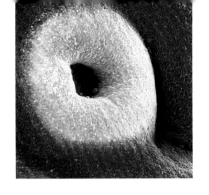

孕 7 周时胚胎的眼睛

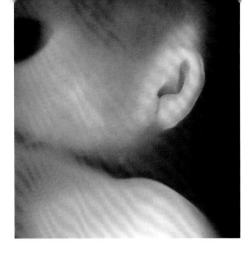

孕 12 周时胚胎的耳朵

眼睛和耳朵

在胚胎发育的早期阶段，眼睛就已经很清晰地显现出来了。之后不久，晶状体出现。在孕 10 周的时候，可以看见原始的眼睑，这是一种皮肤的副产品。外耳是在孕 8 周的时候开始发育，需要花费数月的时间，才能够从一个没有形状的"小芽"成长为外形完美、轮廓分明的器官。

< 孕 12 周时的眼睑。很快眼睑就会覆盖眼球。直到孕 26 周，眼睑才会睁开。

　　子宫里的生活并不需要视力，不过，在胚胎形成的早期阶段，眼睛已经开始发育。起初，大脑的前部向着面部的两侧分别伸出一个中空的突起。突起的末端膨大，形成类似气泡的结构。一旦气泡与皮肤的内面接触，便会向内弯曲，变成一个"茶杯"。杯底将形成眼睛的底部，"杯底"表面的皮肤将转变成为视网膜。在"杯子"里逐渐形成晶状体和角膜。晶状体的前方，巩膜也在逐渐成形，由边缘向中心的方向生长。最后，两片皮肤折叠形成眼睑。至此，眼睛完成了整个发育过程。

　　内耳也在很早的阶段就开始发育。与眼睛类似，内耳发育的第一步就是感觉器官与自己的"翻译人员"，也就是大脑，建立联系。大脑相对靠后的位置分别向两侧伸出气泡样的结构。这两个气泡最终形成内耳，负责感知声音以及维持平衡。此后，外耳中的耳道部分，也就是鼓膜以外的耳道，开始发育。作为中间部位的中耳，其中的听小骨（包括锤骨、砧骨、镫骨）此时也开始从喉咙向内突出。不过，外耳需要花费很长的时间形成所有的皱褶和折叠，最终成型。外耳外观上的微小畸形通常不会影响孩子的健康、听力，以及生长发育。

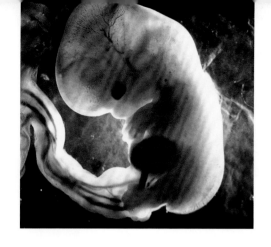

脐带中含有 3 根血管，其中的一根是静脉，另外两根是动脉

母与子的循环系统相遇

在发育的早期阶段，胚胎形成了原始的循环系统。这个系统逐渐扩大，保证血液自主动脉流出，进入身体各个器官内的毛细血管，然后经过肝脏回流到心脏。胚胎发育所需要的全部氧气和营养物质都来自母亲的血液，母与子之间的物质交换发生在胎盘。

胎盘的发育一直保持与胚胎同步，在整个孕期内为胚胎提供至关重要的支持。胎盘细胞起源于胚胎，并与胚胎共享相同的遗传信息。胚胎在子宫内的几乎整个发育过程，一直是由胎盘来承担肺脏、肠道、肝脏，以及肾脏的功能。而且，无论这些器官尚未发育完全，还是已经发育成熟，都在静待胎儿出生的时候，莫不如此。

胚胎通过脐带与胎盘相连。脐带中含有 3 根血管。1 根血管比较粗大，负责将富含氧气和营养物质的血液输送至胚胎的心脏。另外 2 根血管较为细小，负责将含有代谢产物并且缺乏氧气的血液输送到胎盘。由于脐带内的血管比脐带自身略长一些，因此脐带会像弹簧一样卷曲起来。这对活泼的胎儿来说，有如此的特性既巧妙又安全。

在胚胎阶段，卵黄囊内可以产生红血球。这些红血球具有类似干细胞的特性。稍后将会形成白血球，由此构成胎儿免疫系统的基础。到了孕11 周的时候，卵黄囊被消耗一空，所产生的白血球会被转移到胎儿的肝脏和脾脏。不久之后，胎儿的骨髓也会开始生成白血球。这些来自骨髓的白血球随后被转运到淋巴结和胸腺组织，继续发育至成熟。

无论母亲吃什么，都会通过循环系统与胎儿分享。通过脐带内充分的血流，母体可以为胎儿提供发育所需的任何物质。在进入血液循环之前，来自胎盘的血液需要经过胎儿肝脏的过滤。从上图中我们可以看到肝脏，就是位于手的下方，那一片较大的红色阴影。

（见 96~97 页）胎盘内有细小的毛细血管。在这些毛细血管之中，红血球紧密地挤在一起，等待着与来自母亲的血液交换氧气，以及富含能量的物质。一旦交换成功，这些红血球会将自己携带的物质转运到胚胎的不同器官。胎儿阶段的红血球含有细胞核。在出生以后，红血球的细胞核将会消失。

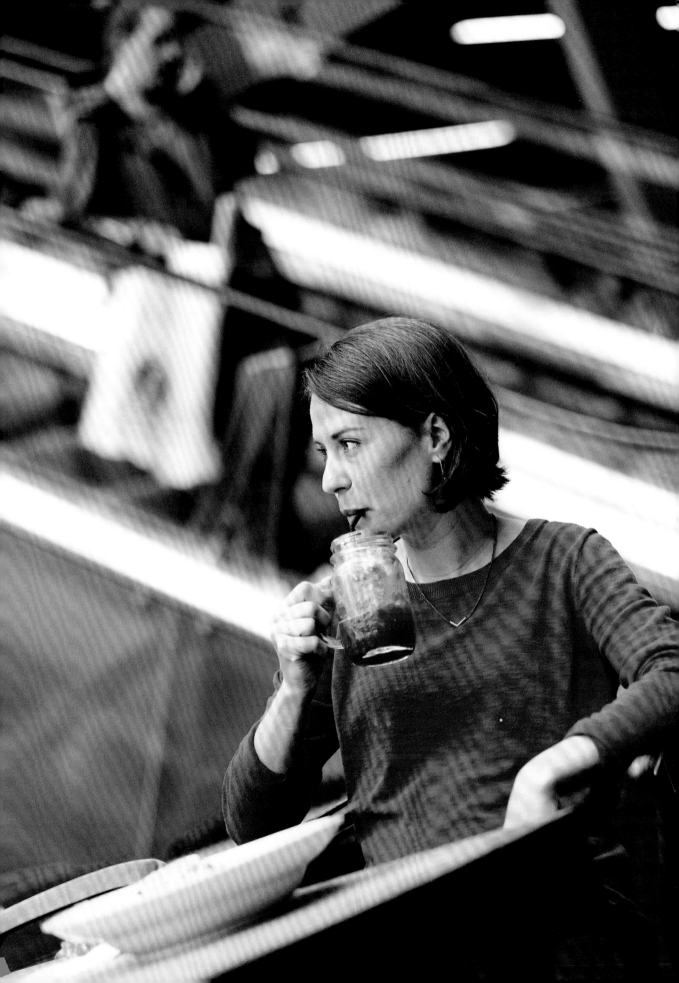

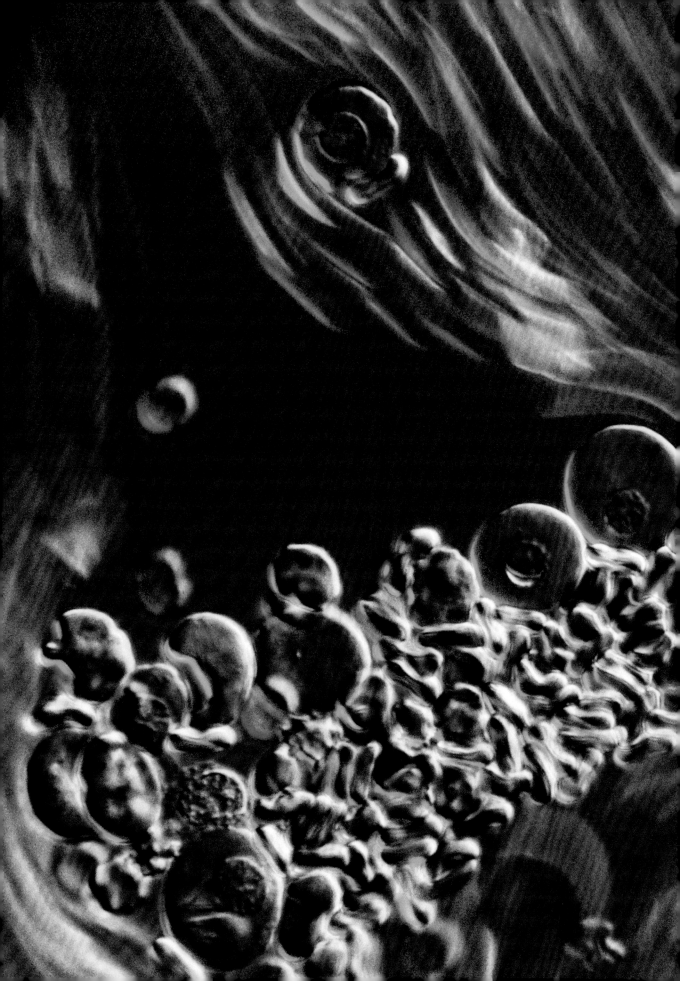

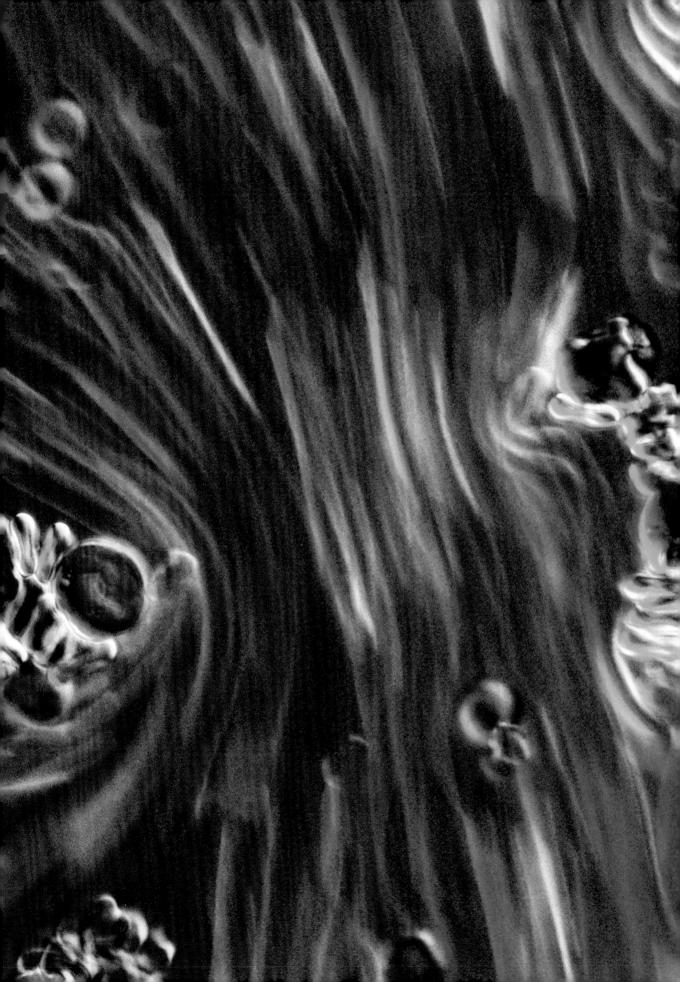

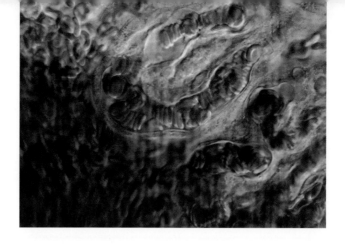

胎盘毛细血管中的红血球

正常情况下，少量的胎儿细胞能够穿过胎盘进入母亲的循环系统。利用这些细胞及其含有的 DNA，医生可以获得胎儿的遗传信息。尽管如此，保持胎儿和母亲血液循环处于相互隔离的状态还是非常重要的。母亲摄取的一部分物质，也包括药物，无法通过胎盘的过滤，只会对母亲发挥作用，而不会影响胎儿。不过，也有些物质能够通过胎盘，对胚胎或者胎儿造成伤害，酒精就是这类物质的典型代表。

胎盘通常会为胎儿提供一个预防感染的屏障，保护胎儿不受细菌和病毒的影响。在妊娠期的前半程，这种保护作用至关重要。此时，胎儿的免疫系统尚未发育成熟，而处于发育阶段的各个器官也更容易受到损伤。在妊娠期的后半程，这种保护作用也不是可有可无的。尽管在怀孕 5 个月的时候，胎儿的免疫系统已经开始工作，但是还需要很长的时间才能彻底成熟。

胎盘还有其他任务，包括产生孕酮、雌激素，以及 hCG 等激素。只有在妊娠阶段，女性体内才会出现 hCG，而且在孕 8~10 周的时候达到峰值，此后逐渐下降。雌激素可以增加子宫的血液供应，帮助子宫发育。在怀孕阶段，女性体内雌激素的产量可以达到非孕状态的数倍以上。早在孕 7~8 周的时候，胎盘就接替了卵巢的工作，开始提供妊娠所需的所有激素。对于妊娠的顺利进行来说，由胎盘制造激素是必不可少的条件之一，胎儿按照预定计划正常发育也是如此。

红血球具有很好的延展性，能够钻过最细的毛细血管，将氧气传递到机体内的每一个角落。

> 在胎盘之中，母亲和胚胎的循环系统相互接触，但是血液却并不会混合。来自胚胎的血液以疯狂的速度流过胎盘，在回程的时候，携带着新鲜的氧气，以及充足的蛋白质、脂肪及糖分等营养物质，用来构建胚胎细胞。

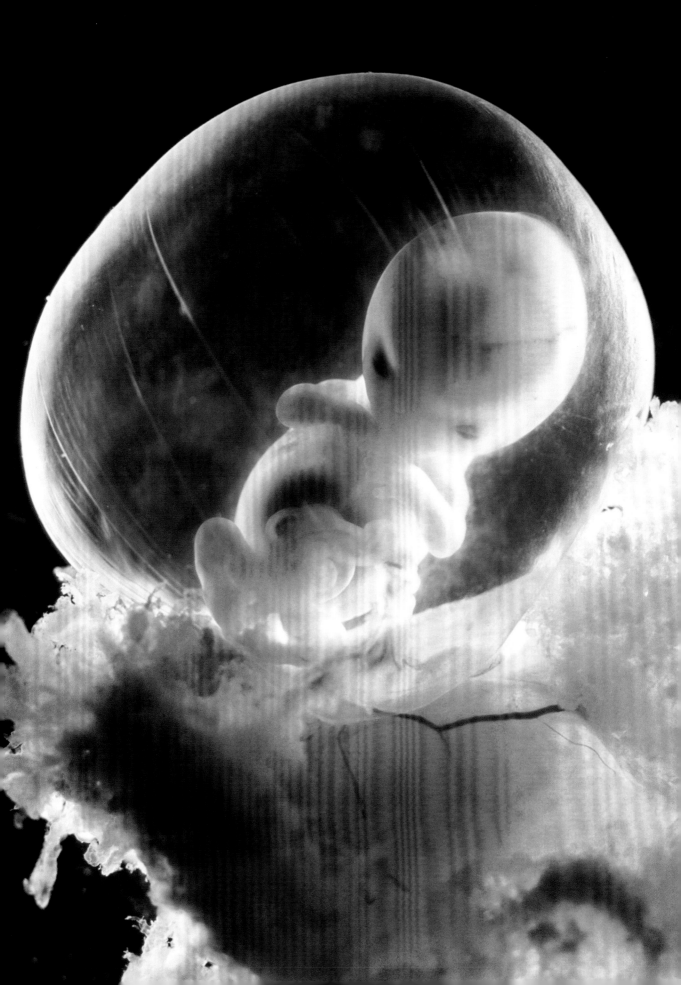

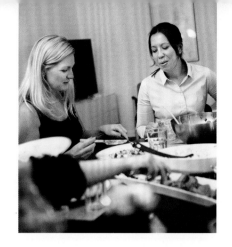

胚胎变成胎儿

　　当准妈妈进入孕10周的时候，胚胎就进入了发育过程中的一个关键阶段。根据"蓝图"，各个器官都建立了起来，心脏至此已经跳动了1个月的时间，躯干的肌肉以及四肢也开始运动、锻炼。现在的胚胎就可以被称为胎儿了：大约30毫米长，除去胎盘和羊水，质量有10~15克。经过56天的发育，它由一个细胞按照精心设计的方案发展成了数百万个细胞，每个细胞都有自己独特的任务安排。

　　如果一切顺利，此后再出现严重缺陷或者畸形的风险就很小了，通常情况下正因如此，流产的风险也显著降低。妊娠进入了一个更加稳定的阶段。对胎儿来说，现在已经具备了非常明显的人类特征，接下来的任务是继续生长，完善自己的能力，准备面对子宫外的世界。在子宫的保护下，它还有几个月的时间用来继续发育。

一旦进入胎儿阶段，流产的风险就会明显降低。很多的准父母都会选择在这个阶段向家人和朋友分享怀孕的消息。

> 孕12周。胚胎阶段已经过去，胎儿阶段已经开始了。此时，胎儿的工作就是按照"蓝图"继续构建自身，完善各项功能，对各个重要器官进行测试。

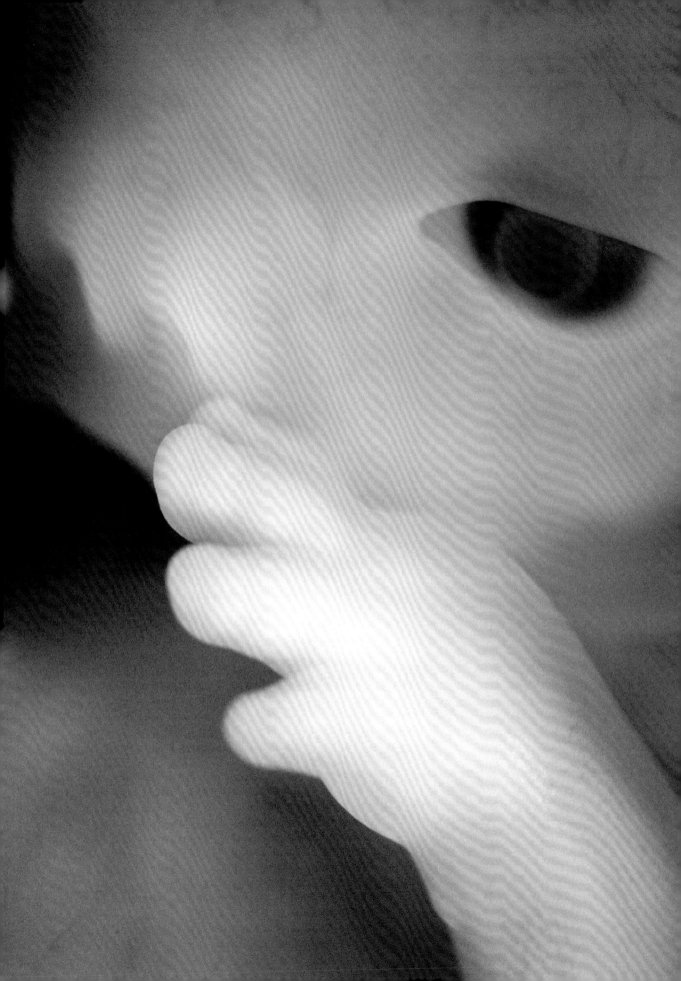

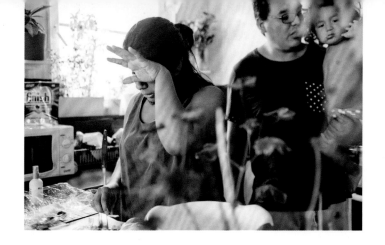

舒服还是痛苦？

在最初的几个月时间里，绝大部分孕妇都会经历乳房触痛，还有很多的孕妇会感到疲劳。乳房的变化最早可以出现在排卵后。还有一些孕妇会出现食欲减退或者恶心。特别是在早晨的时候，这些令人不愉快的感觉可能从怀孕几周后开始，表现为孕妇发现自己不能像以前那样能享受丰盛的早餐，或者感觉咖啡喝起来味道怪怪的。孕妇还有可能变得对各种类型的气味高度敏感，特别是烹饪时产生的油烟，或者是不能闻香烟味。

有些孕妇在最初的 2~3 个月里，恶心的症状非常严重，从而导致体重不增反降。一方面是她们很难吃下任何东西，另外一方面是吃下去的东西又会被吐出来。这是一个恶性循环。为了打破这个循环，少数孕妇不得不住院治疗几天。关于严重的孕吐现象，目前没有一个真正令人满意的解释。实际上，有的孕妇在某次妊娠的过程中会表现出严重的恶心现象，而在下一次妊娠却毫无症状。体内激素水平的改变肯定是一个重要的因素，不过新生活带来的焦虑，以及不确定性同样需要被认真考虑。

对于孕妇来说，应该吃什么？应该吃多少？回答这些问题，有一个常用的准则，就是在整个怀孕阶段，孕妇都应该增加进食的频率，但是每次都不要吃得太多。每天多吃几次可以让血糖处于更加稳定的状态，能够有效避免虚弱。而每次少吃一点可以避免胃的扩张，降低对周围器官的挤压，而挤压周围器官很可能是导致恶心，以及其他不适感觉的原因之一。

很多孕妇在妊娠的早期阶段会感到疲劳和恶心。乳房胀痛、对各种气味变得敏感，以及感到沮丧，这些都很常见。激素水平的改变不仅会对身体产生干扰，同样也会影响精神状态。

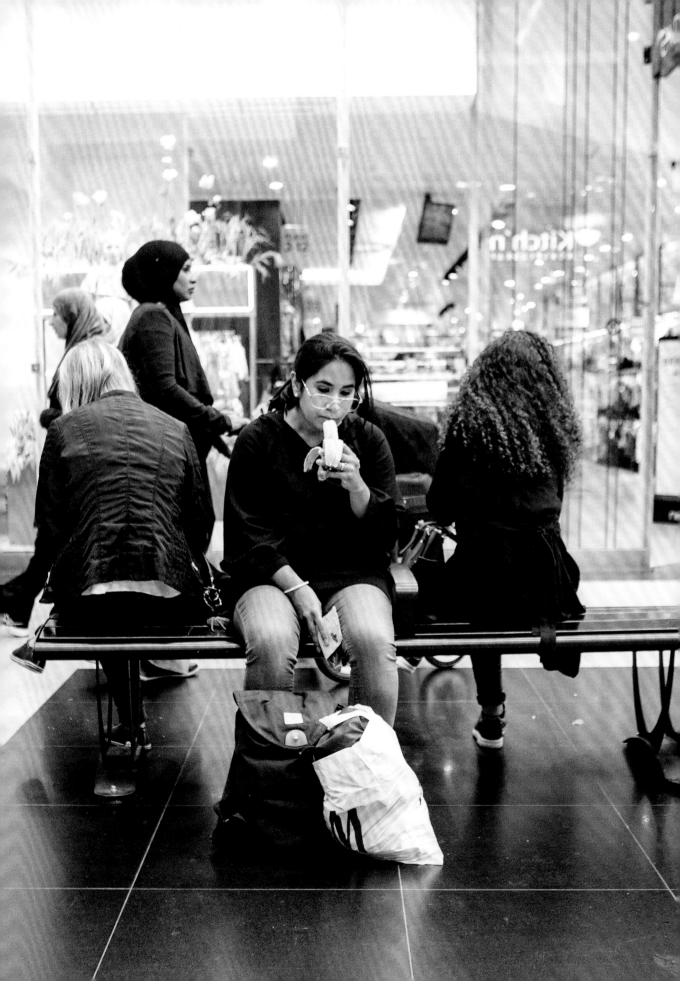

胚胎会遵照一个规划详尽的模式一天天发育，这个模式是由遗传信息决定的。不过，遗传与环境，在出生之前就已经开始发生密切的相互作用，不适宜的子宫内环境甚至有可能导致晚年患病风险的增加。举例来说，足月的男性新生儿一旦存在无法解释的低出生体重，在成年之后就有可能出现精子数量减少，以及生育能力受损。

　　尽管在胚胎和胎儿的发育过程中，胎盘可以发挥重要的保护作用，但也并不是绝对可靠的。目前，我们已经知道，吸烟、饮酒，以及使用某些药物会对子宫内环境产生不好的影响，进而影响胎儿。母亲如果存在营养素、维生素及矿物质缺乏，也会产生类似的结果。对胎儿来说，从母亲那里获取过多的糖分和脂肪可能会造成营养过剩，从而引起潜在的损害。即使这些损害在出生的时候没有表现出来，将来也会逐渐显现。这种情况出现的概率远远超出了我们的想象。

　　对孕妇来说，有哪些食物是危险的，或者说是不适宜的？就这个问题，人们一直争论不休。有些建议可能有些作用，不过对它们也不能太过狂热。这一点非常重要。绝大部分孕妇都可以像平常一样进食，与此同时，适当关注一下有关食品或添加剂的警告就够了。因为这些食品或添加剂可能会对母亲或胎儿的健康造成危害。选择那些生的、烟熏或者腌渍的肉类和鱼要小心，这些食物很可能含有细菌。未经高温消毒的奶制品，例如生有霉菌的干酪，同样属于不适宜孕妇食用的食物种类。还应该避免食用大型的海洋食肉性鱼类，例如剑鱼、鲨或者鲭。这些鱼可能含有高浓度的汞。淡水鱼也不宜食用，因为可能含有较多的多氯联苯或者二噁英。

　　素食主义者，甚至纯素食者，一样可以像往常一样进食，不过要确保摄入足够的钙和铁。必要时，可以向医务人员寻求有关饮食的建议，对维生素和矿物质进行补充。

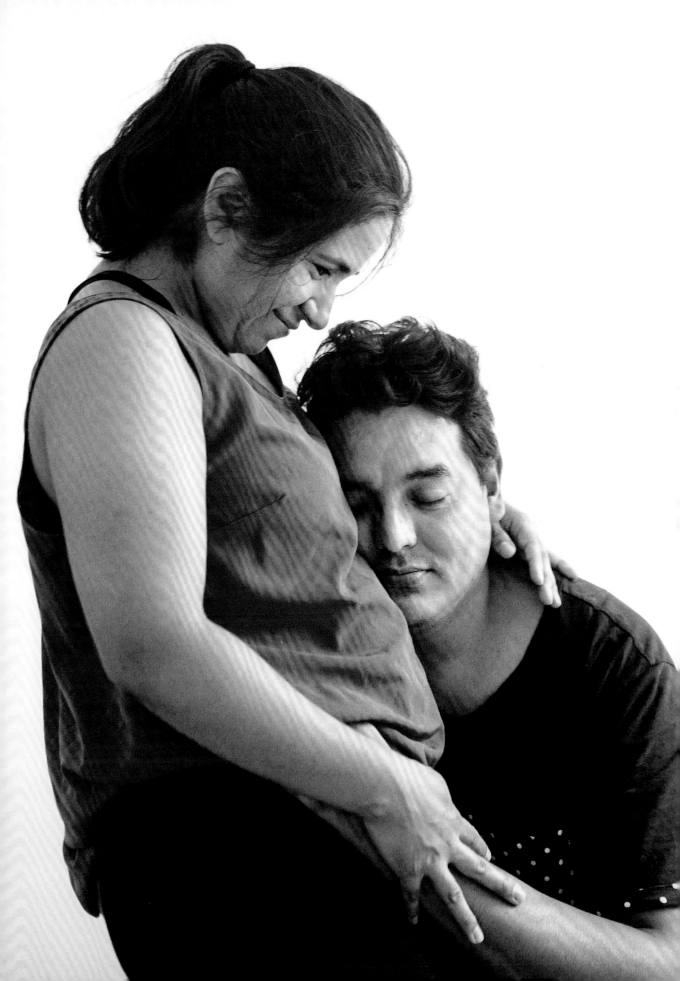

影响怀孕的因素

饮酒、吸烟以及吸毒

孕妇饮用酒精饮料的安全性一直存在很大的争议。目前，已经形成的共识是，摄取酒精会带来损伤胎儿的风险。

如果孕妇在妊娠期大量饮酒，孩子在出生后常常表现出特殊的外貌，例如严重的斜视。除此之外，酒精对胎儿带来的损伤，也就是所谓的胎儿酒精综合征，绝大部分表现都是隐形的，无法直接看到，包括无法逆转的脑损伤。不过，在妊娠早期偶尔一次饮酒，并不能成为人工流产的理由。

我们现在知道，毒品，特别是海洛因，同样会对胎儿产生负面影响，甚至造成损伤。

在美国，大约15%的女性在发现怀孕的时候是一个烟民。尽管强烈建议她们戒烟，依然有超过7%的女性在整个妊娠期持续吸烟。孕妇吸烟会导致胎儿发育障碍，而大家通常认为，低出生体重是日后出现多种疾病的风险因素。人们早就发现，家人吸烟与儿童期哮喘之间存在相关性。最新的研究结果显示，在妊娠阶段吸烟也会增加孩子出现儿童期哮喘的风险。这也就意味着，从妊娠早期开始，孕妇就应该避免吸烟。

很多女性在怀孕期间会反感酒精和香烟的烟雾。医务工作者建议孕妇彻底戒除吸烟和饮酒，这对于绝大部分孕妇来说，都是一项非常好的建议。在瑞典，孕妇在初次产检的时候会被询问饮酒的习惯，如果需要，医务人员会为她们提供专业指导。

药物与疫苗

由于胎盘的保护机制，有些药物无法通过胎盘进入胎儿体内；有些药物能够通过胎盘，但是不会造成损害；不过，还是有少数的药物既能通过胎盘也会对胎儿造成伤害。在整个妊娠过程中，最初的8周是胚胎器官的建立阶段，最容易受到药物的损害。

活疫苗不适宜孕妇使用，在整个孕期内都应该避免接种，不过其中不包括流感疫苗。

X射线

如果育龄期妇女需要通过X射线对胃、肠道、胆囊、肾脏，以及腰椎进行检查，医生需要询问她们是否怀孕。这是因为X射线会对胚胎造成潜在的伤害，这一点是众所周知的。不过，对四肢、乳腺，以及牙齿进行X射线检查，由于子宫并不会受到射线照射，在整个孕期内都可以进行，但应谨慎。

在机场的安全检查点，孕妇可以要求用拍身搜查代替X射线扫描。

疾病

风疹，公认是一种能够对胚胎造成伤害的感染性疾病。如果女性在妊娠早期接触风疹病毒，会损害孩子的听力，还会导致其他一些问题。风疹发病的表现包括腹泻、高热，以及全身出现皮疹，伴有瘙痒。一旦出现这些表现，就提示孕妇罹患了这种可能会对胎儿造成伤害的疾病。此时，联系医生进行可靠的评估是非常重要的。对于其他类似的疾病，也是如此。

有害物质

在工农业生产中，人类会使用多种有害物质。这些有害物质会在女性的妊娠期对子宫内的环境造成损害。现在，越来越多的人开始关注这个问题。如今我们已经知道，其中的某些物质能够导致胎儿异常。不过，除了少数几种公认的毒素，例如多氯联苯和二噁英，其他有害物质与胎儿异常之间的相关性很难被证实。这是因为需要消耗很长的时间去收集信息，还需要调查大量的儿童才能够获得可靠的统计数据。

对每一位孕妇来说，除了避免食用某些食物，例如某种鱼类（具体种类参见前面的内容），彻底避免那些可能对胎儿产生损害的物质是非常困难的。不过，不接触那些很明显有毒的物质，例如杀虫剂，无论是在工作中还是在家里，都是明智的选择。

不接触工业溶剂也是非常重要的，特别是在早期妊娠阶段。

压力及超重

外部环境对女性造成的压力近年来逐渐受到关注。目前认为，在妊娠阶段，压力是一个风险因素，可导致流产和早产的发生。

从 20 世纪 90 年代中期开始，在早期妊娠阶段，超重甚至达到肥胖状态的女性越来越多。与体重正常的孕妇相比，肥胖的孕妇在妊娠阶段，以及生产的过程中出现并发症的概率明显升高。据推测，肥胖对怀孕的影响与吸烟差不多。

孕 12~13 周。羊水形成了一个温暖又舒适的浴盆，胎儿漂浮在其中，周围还有足够的活动空间。羊水里的温度为 37.5℃，比母体的温度略高，实际上，此时母体的温度也已经比怀孕之前升高了一点。胎儿在羊水里漂来漂去，偶尔动一下或者打个嗝。为了检测新的运动能力，小胳膊小腿也会试探性地动一动。卵黄囊位于胎儿的左侧。

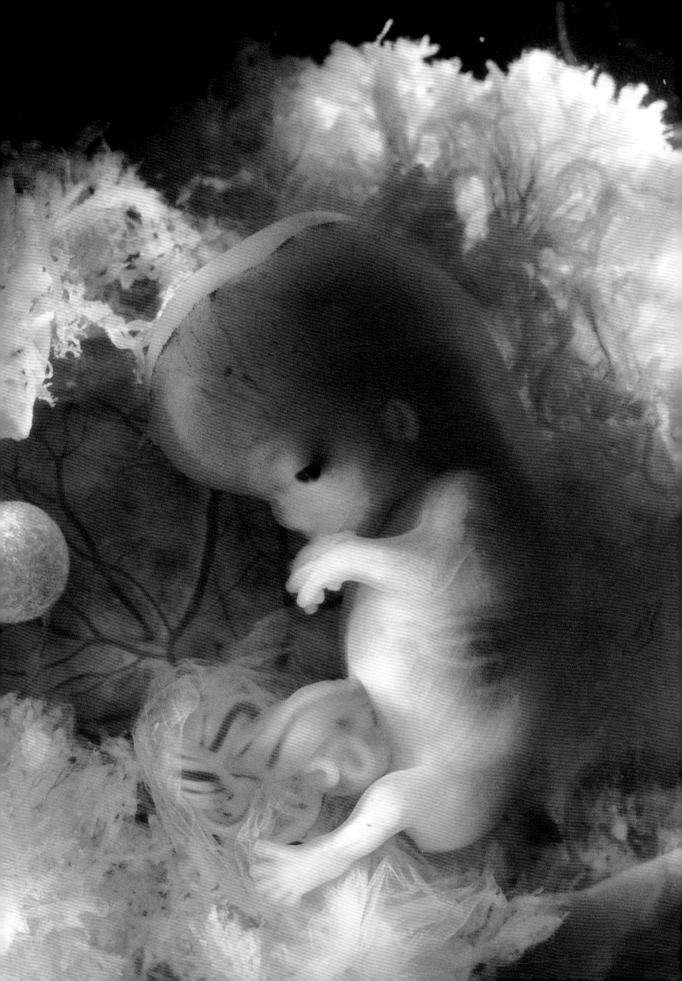

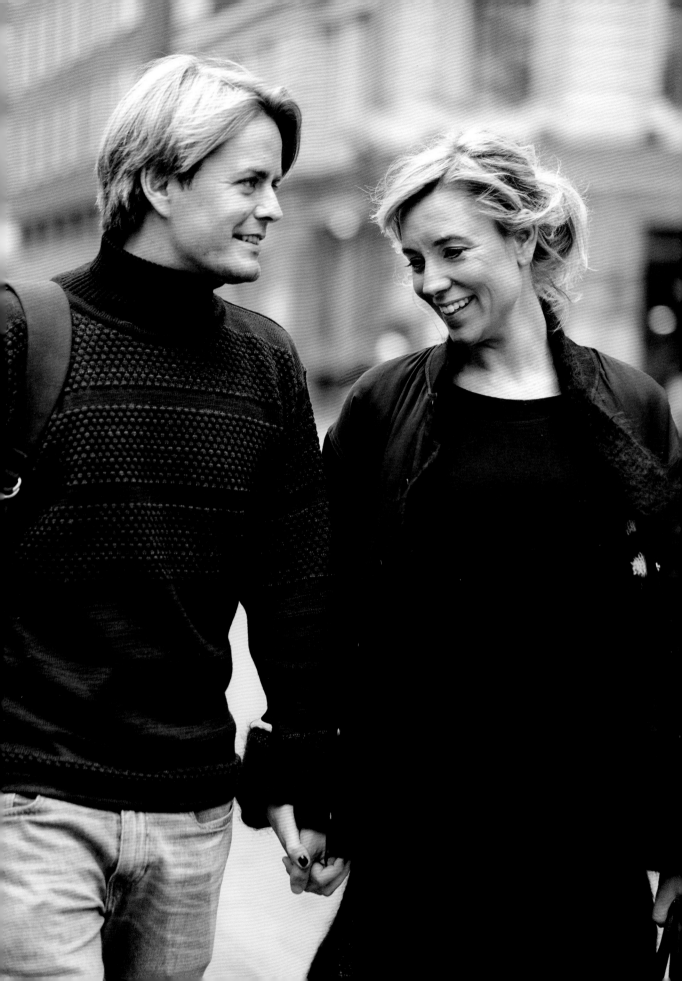

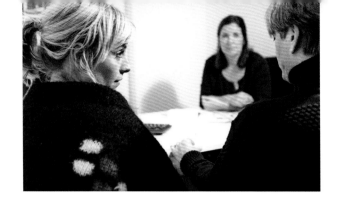

产前保健

　　在孕 12 周之前，准父母会与医生或者助产士联系，选择一天进行第一次产前保健。在产前保健的时候，准父母通常会充满好奇心，而医护人员也有很多问题等着他们：到目前为止是不是一切顺利？孕妇对自己的工作状态有什么看法？这些问题的答案会为医护人员提供间接的信息，使他们知道，孕妇有多么疲惫，以及孕吐是否严重。既往的疾病、应用的处方药，以及疫苗接种史也很重要，医务人员需要一项项询问并且记录下来。在接受第一次或者第二次产前保健的时候，还会讨论有关生活方式的问题，例如体重指数（BMI，基于身高和体重，评价机体的脂肪含量）、日常锻炼习惯及饮食，是否吸烟、饮酒或者吸毒也在讨论的范围之内。目前认为，准父母一起参加产前保健，获取医疗信息，无论是对孕妇还是她的伴侣，都是最佳的选择。

　　如果孕妇是首次怀孕，问题是最多的。对准父母来说，这是一个全新的经历，会有大量的问题希望了解，有些甚至会涉及分娩。与以往不同的是，现在的准父母还需要花费一定的时间讨论产前筛查的问题。尽管绝大部分孩子都能够健康出生，但还是会有遗传性疾病的出现，特别是那些年龄超过 35 岁的准妈妈。这样的孕妇在发达国家正在变得越来越多，胎儿出现染色体异常，特别是出现唐氏综合征的风险会轻度升高，需要进行更广泛筛查。除了唐氏综合征，现在还有很多种产前筛查项目，可以诊断其他的遗传疾病。

　　在第一次产前保健的时候，医护人员还会了解孕妇既往的怀孕经历，是否有过流产？原因是什么？如果孕妇已经有了孩子，既往的怀孕是否顺利，以及是如何生产的？在怀孕和生产的过程中，是否遇到了困难？如果孕妇曾经接受过剖宫产手术，医护人员就需要尽可能获取更多的细节信

绝大部分准父母在接受第一次产前保健的时候会非常兴奋，最终可以获得每一个问题的答案。对医生、护士及助产士来说，他们在分享关心和兴奋方面拥有丰富的经验。在他们的帮助下，准父母通常会平静下来。

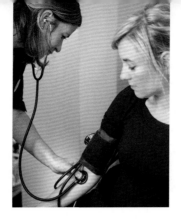

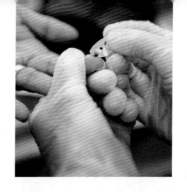

血液检测可以提供重要的信息

产前保健常常含有测量血压项目

息：是什么原因导致孕妇需要接受剖宫产？是不是因为与胎儿的体型相比，孕妇的骨盆过于狭窄？如果是基于这个原因，本次很可能也需要进行剖宫产。不过，对大部分孕妇来说，即使接受过剖宫产手术，也有机会经阴道分娩。

在第一次产前保健的时候，孕妇会接受尿液和血液的检测。其中的血液检测是为了明确孕妇的血型，判断她是否对风疹具有免疫力，是否罹患梅毒、艾滋病或者肝炎。通常情况下，还会检测是否携带某些遗传性疾病，例如囊性纤维化的致病基因。

由于在妊娠阶段，血液携带氧气的能力是非常重要的，因此孕妇还要接受血细胞计数或者血红蛋白水平的测定。在随后的时间里，孕妇还会定期进行血细胞计数检测。由于血红蛋白的产生有赖于机体内的铁离子，因此女性在妊娠期获取足够的铁元素也是非常重要的。可以通过饮食获取，也可以服用补充铁的药品。

孕妇在整个孕期要定期测量血压。在怀孕之前就存在高血压的女性需要继续治疗。有些孕妇在妊娠后期出现高血压，同时还伴有蛋白尿和全身性的水肿。这种情况被称为先兆子痫。此时，有的需要通过休息结合药物进行治疗，严重的可能要提前终止妊娠。

有的时候，第一次产前保健还要进行超声波扫描。如果子宫内有不止一个胎儿，此时就可以检测出来。此外，也可以发现双胞胎可能共用一个胎盘，也有可能每个胎儿都拥有自己的胎盘。

双胞胎可以分为同卵双胞胎和异卵双胞胎两种。在某些情况下，一个卵子由一个精子受精，此后过去差不多 1 周的时间，受精卵分裂成为两

胎儿的健康状态和母体的健康状态存在着密切的关联。基于这个原因，在第一次产前保健的时候，要进行一系列检测，用来了解准妈妈的身体状况，其中包括测量血压及进行血细胞计数。这两项检测都是非常重要的。另外，还要确保在准妈妈的尿液中，没有糖分和蛋白质。

> 孩子什么时候出生？医生和助产士利用孕周盘或者相关的软件可以推算出预产期。不过，利用妊娠早期的第一次超声波检查结果进行估算会更加准确。

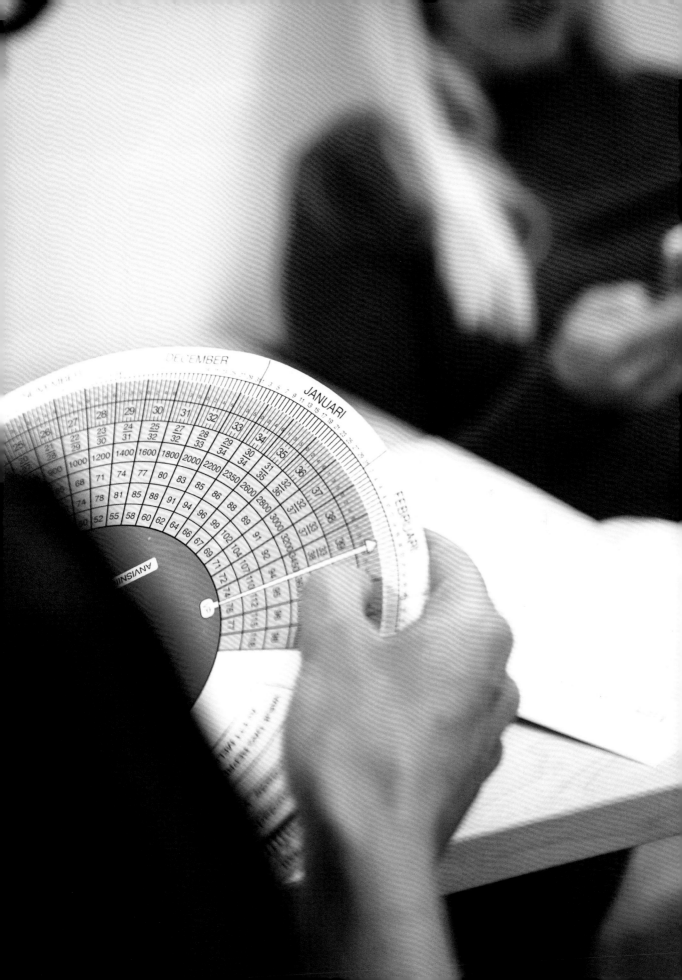

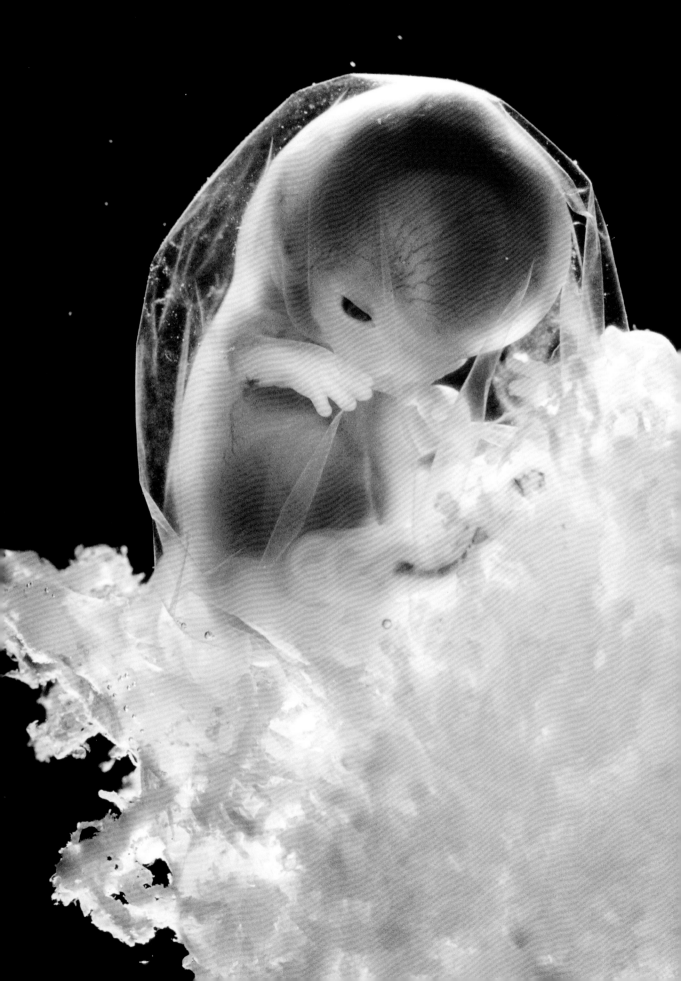

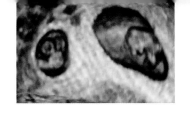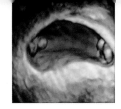

孕 12 周时的双胞胎。左图显示每个胚胎都拥有自己的羊膜囊，而右图显示两个胚胎共用一个羊膜囊

半，每一半都形成一个具有活力的胚胎，进而形成两个个体。对每个细胞来说，都含有相同的遗传编码，对两个个体来说，遗传信息也几乎相同。至于它们之间到底有多么相似，取决于子宫内的环境。有些家庭，由于基因的原因，很容易出现同卵双胞胎。也就是说，这个家庭拥有出现同卵双胞胎的倾向。

至于产生异卵双胞胎的原因，是由于女性在排卵的时候排出了两个，而不是 1 个卵子。这种情况随着女性年龄的增长，发生率也会略有升高。异卵双胞胎可以是相同性别，不过，它们之间的相似程度并不一定更高。在出生以后，通过基因检测，可以确切区分双胞胎是同卵的还是异卵的，不过这样做好像没有什么意义。在孕期的前 3 个月，利用超声波扫描也常常能够区分同卵和异卵双胞胎，不过到了妊娠中后期，这种方法就变得非常困难。

在第一次产前保健的时候进行超声波扫描，得到每个器官的详细图像还是很困难的。此时，存在心跳就是胎儿正在顺利发育的好迹象。胎儿偶尔出现一次充满活力的运动也是如此。

在妊娠的早期阶段，通过超声波扫描无法鉴别胎儿的性别。不过，我们在前面的内容中已经提到过，从受精的那一刻起，决定性别的遗传编码就已经建立，存在两条 X 染色体就会形成一个女孩，而存在一条 X 染色体和一条 Y 染色体就会形成一个男孩。在 Y 染色体上，有一个特殊的基因，也就是所谓的 SRY 基因，被认为是胚胎发育成为正常男孩的关键。另外一个决定性别分化的重要因素是来自卵黄囊的细胞，它们会协助内外生殖器的发育。

在孕 8 周和孕 9 周的时候，未来的小家伙还处于胚胎阶段，生殖器就已经开始形成。只不过在这个阶段，无论是男孩还是女孩，性腺和性器官都没什么差别，胚胎的两腿之间逐渐出现一个小突起，男孩在未来将会形成阴茎，而女孩将会形成阴蒂。在小突起下方，有一条裂缝，裂缝两侧逐渐形成 2 个小壁垒的结构，对男孩来说，这些结构相互融合形成阴囊，而对女孩来说，这条裂缝却不会闭合，周围的结构将会形成阴道壁。

如果无法确定女性的怀孕时间，在第一次产前保健的时候，常常会通过超声波扫描来估计孕周。超声波扫描还可以显示是否为双胞胎。大部分双胞胎都各自拥有自己的羊膜囊，不过在极少数情况下双胞胎也会共享同一个羊膜囊。

< 孕 10 周时的胎儿。

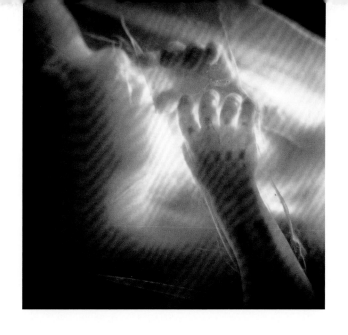

在手和手臂骨骼的骨化中心，软骨已经钙化

快速生长的阶段

当准妈妈进入到孕期的第4个月，也就是孕12周之后，流产的发生就变得不是那么常见，也就是说，整个孕期中最脆弱的阶段已经过去了。此时，在母亲的子宫里，一个未来将会发育成为人类的小生命刚刚经历过第一次产前检查，现在它正浸泡在羊水中，心脏以母亲心率差不多2倍的速度跳动，不时打个盹儿。它已经完全适应了子宫内的生活，依旧保持着快速生长的状态。与此同时，为了给胎儿发育留出足够的空间，子宫也在不断扩张。在孕12周周末的时候，胎儿大约只有一个成人的拳头那么大，仅仅1个月之后，就变成了哈密瓜大小。与胎儿对氧气和营养物质的需求同步，胎盘也变得更大更厚。

胚胎阶段形成的所有器官都在继续发育和生长，小胎儿的身体比例也越来越像出生后的婴儿。相对身体来说，头部依然巨大，差不多占据了身体总长的1/3，面部经过不断的发育，到了孕11周或者孕12周的时候，已经具备了人类的特征。凝胶样的躯体也在逐渐变得更加坚固，这是因为身体内的软骨正在转化成为骨组织。相对骨组织来说，软骨更加柔软，也具有更大的韧性。

身体内的骨骼起初都是由软骨构成的，随后会按照特定模式逐渐转化为骨组织。对那些构成上下肢的长骨来说，骨化从骨头的中间位置开始，

孕15周。为了生长发育，胎儿的身体必须具有可延展性。基于这个原因，胎儿的骨骼系统最初由软骨构成，随后逐渐骨化成为骨组织。软骨的骨化从较长的上下肢骨骼开始。

> 到了孕期的第3个月，胎儿的面部特征逐渐显现出来：前额的面积增大；血管分支透过半透明的皮肤清晰可见；眼睑闭合，直到孕期第7个月的时候才会再次睁开。

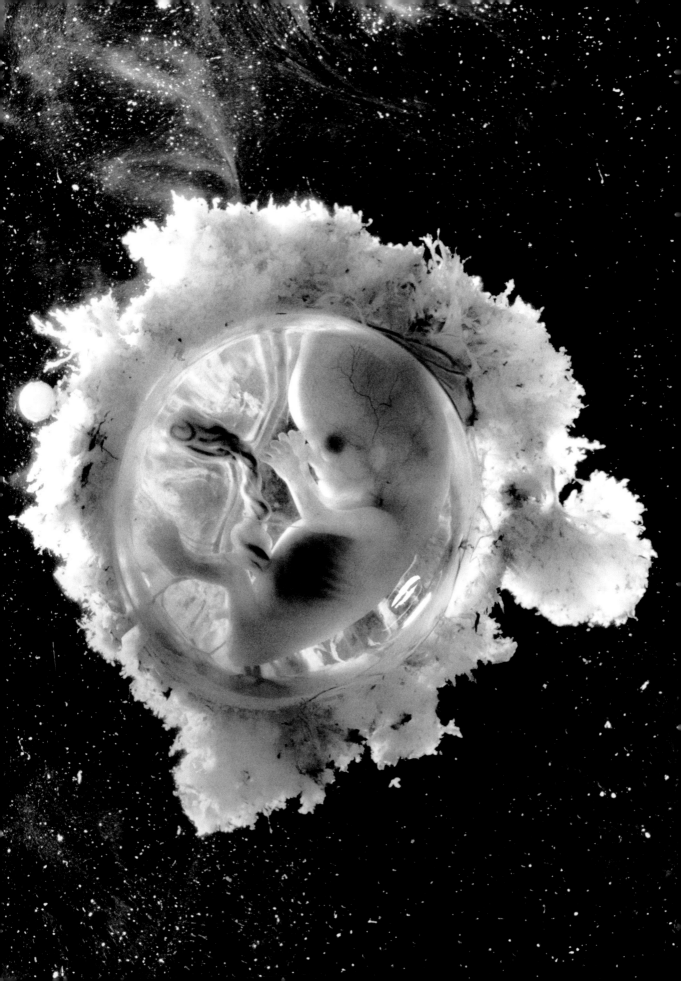

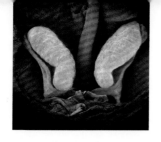

孕 11 周时的胎儿卵巢

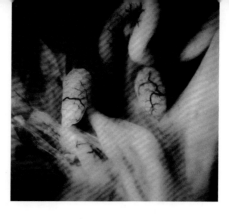

孕 13 周时的胎儿睾丸

逐渐向两端进行。在靠近长骨末端的位置直到青春期一直保留软骨。一旦这部分软骨组织彻底骨化，纵向增长将会停滞，骨骼长度也将由此固定下来。

非常敏感的大脑需要一个外壳提供保护。与此同时，随着大脑体积的增大，这个外壳还必须具备扩大的能力。在胎儿阶段，颅骨由几块面积较大并且向外突出的骨片构成。这些骨片疏松地连接在一起，为大脑发育留出了足够的空间。

胎儿每天的运动也变得越来越多。胚胎时期那种急速的抽动被比较缓慢的运动所代替。这些运动很明显具有一定的目的性。超声波扫描显示，在这个阶段，胎儿的手常常会去触碰自己的嘴，胳膊和腿经常伸展和弯屈，时不时会打嗝或者打个哈欠，偶尔还可以观察到呼吸运动，几乎不会一直一动不动地躺在那里。此时，无论是白天还是黑夜，胎儿的运动模式都差不多。这种情况要持续到妊娠的晚期阶段，直到胎儿表现出更加明显的昼夜节律，睡眠时间延长为止。在此之前，胎儿每次的睡眠时间不会超过几分钟。

在这个阶段，胎儿的外生殖器也开始生长。很多准父母在生产前就想知道胎儿是男是女，而其他的准父母则希望保留悬念。目前，我们已经可以做到在妊娠阶段明确胎儿性别。通常情况下，这个目的通过超声波扫描就可以实现。不过，由于胎儿在子宫内位置的原因，有的时候，超声波扫描无法观察胎儿的外生殖器，此时就需要通过胎盘或者羊水留取样品揭示胎儿的性别。利用孕妇外周血检测胎儿的 DNA，这种 DNA 也被称为"细胞游离 DNA"，同样可以达到这个目的。

在外生殖器彻底成型之前，女性胎儿的卵巢中已经拥有数百万个未成熟的卵子。对男性胎儿来说，此时的睾丸开始生成睾酮和不成熟的精子。

> 脚趾的软骨正在转化为骨组织，此后就该轮到大小腿了。在孕 12 周的时候，胎儿会持续运动。不过，此时的动作幅度非常微小，微小到母亲还无法觉察。

本页最后一段讲述的鉴定胎儿性别的行为，在中国，由于非医学遗传鉴定需要，属于违法行为。——编者注

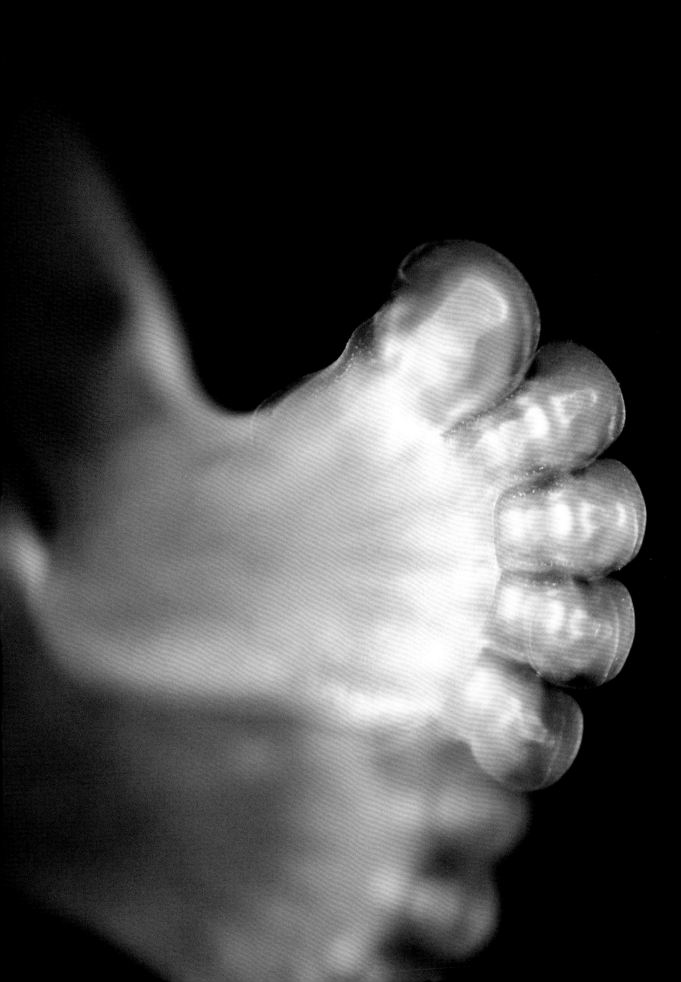

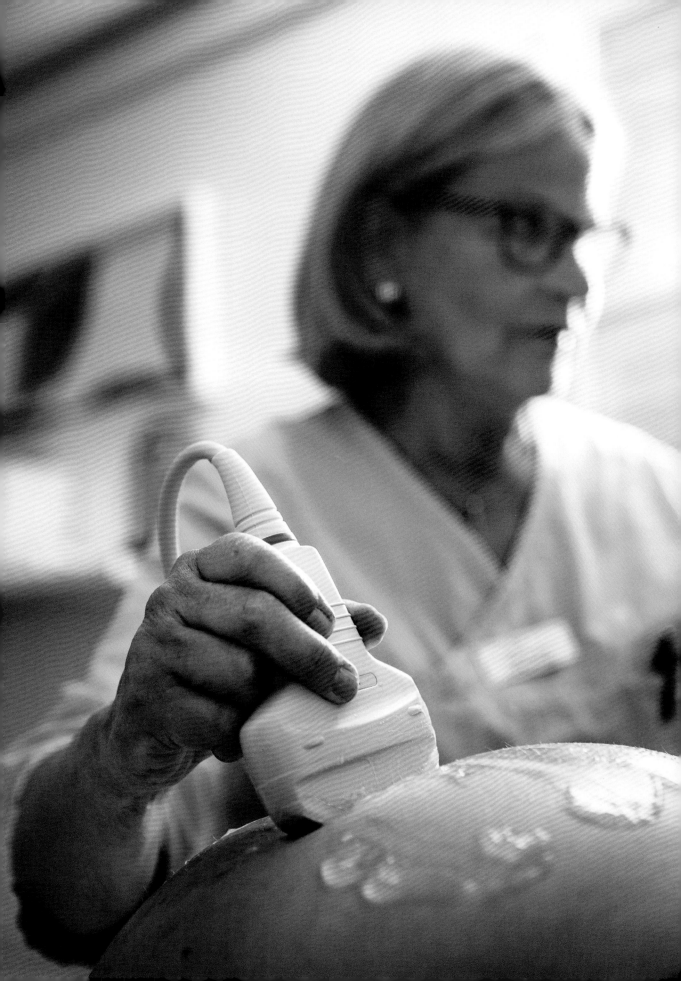

是不是一切都好？

与过去的几代人相比，当代的准父母产生"怀孕是不是有什么问题？"或者"孩子会不会不太健康"的担心会更加频繁。之所以会出现这种现象，在很大程度上是因为我们现在对导致胎儿畸形或者出现其他异常的原因有了更多的了解。实际上，妊娠早期出现流产是一种自然选择，其目的是确保遗传物质严重受损的胚胎不会继续发育。不过，如果遗传物质的损伤并没有达到一定的严重程度，妊娠会继续下去。此时，准父母就需要面对艰难的抉择。

在新生儿之中，有3%会伴有小的异常或者畸形，例如存在外耳畸形或者是难看的胎记。这些情况会影响孩子的容貌，使父母感到担忧。在这些存在畸形的新生儿之中，有1%的情况较为严重，存在心脏、腹部、肠道、以及泌尿道的异常或者缺陷，需要接受手术治疗。举例来说，脊柱裂就是一种畸形，需要长时间住院并接受多次手术，无论是对父母还是子女来说，都需要承受很大的压力。

新生儿最常见的遗传缺陷是唐氏综合征。在唐氏综合征患儿体内，额外多了一条23号染色体，由此导致染色体数目由原本的46条变成了47条。来自额外染色体的信息会干扰胚胎发育，导致新生儿出现各种各样的外部（斜视、耳朵畸形及手的发育异常）和内部异常，并且影响智力发育。年龄较大的孕妇，孩子患唐氏综合征的可能性较大。但是，并不是说年轻夫妇的孩子就完全没有患唐氏综合征的风险。由于新生儿主体的父母都是年轻人，因此在大部分国家，绝大多数唐氏综合征患儿的父母都足够

在妊娠的前几个月，超声波扫描通常通过阴道进行。不过，随着胎儿的成长，经腹部超声波扫描，也就是说在准妈妈肚子上移动传感器进行超声波检查也可以采集足够的信息。在进行超声波扫描的时候，通常会使用凝胶来帮助消除皮肤凹陷处的空气，从而使显示屏上面的图像更加清晰。有的时候，出于检查的需要，两种方式的超声波扫描都要进行。

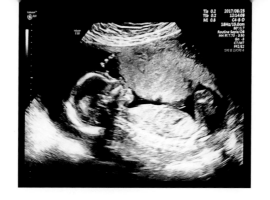

孕 18 周时的超声波扫描图像

年轻，属于无须进行常规产前诊断检测的那一部分。

即使胎儿被诊断为唐氏综合征，也并不是每一对夫妇都决定终止妊娠。越来越多的患儿父母以及兄妹都证实，唐氏综合征患儿的出现，使他们的家庭生活变得更加丰富多彩。除此以外，唐氏综合征患儿智力障碍的程度也存在很大差异。因此，为准父母提供充足的相关信息，帮助他们做出一个有依据的决定是非常重要的。

现在，我们已经拥有多种类型的产前诊断检测方法，用来确定正在发育的胎儿是否伴有先天异常。其中，最常见的方法就是超声波扫描。在整个孕期之中，大部分孕妇需要接受多次的超声波扫描。其他的产前诊断检测方法包括妊娠早期联合筛查（同时进行几种检测，综合检测结果，从统计学角度计算出现出生缺陷的风险）、无创产前检测（NIPT）、绒毛膜取样，以及羊膜腔穿刺。不过，这些新型的检测方法在为我们提供机会，发现异常，甚至是微小异常的同时，也把问题带到了医生和准父母面前：他们可能需要做出改变人生的决定。这是因为，根据产前检测结果，有的时候我们可以得出确切的结论，但是，有的时候我们无法精确判断自己发现的基因异常到底会对新生儿产生什么样的影响。

对绝大多数准备接受产前检测，特别是超声波扫描的孕妇来说，都会认为检测结果能够为自己提供保证，证明一切顺利，并没有做好准备如果真的有什么异常情况出现，自己应该如何应对。基于这个原因，在检测之前，医生应该与准父母仔细探讨这些检测可能出现的各种结果。有些检测方法还有可能导致流产，尽管概率很低，准父母对这些可能性也应该有充分的了解。

从医学的角度来说，超声波扫描是用来观察胎儿是否存在结构上的异常。医生仔细检查胎儿的图像，向准父母解释显示屏上的图像：又大又圆的脑袋、快速跳动的心脏……

> 对大部分准父母来说，在超声波扫描屏幕上观察未出生的宝宝，就是一个朦胧的身影，还有乱动的胳膊和腿。不过在这一刻，有照片为证，准父母才真正意识到，将来有什么在等待着他们。

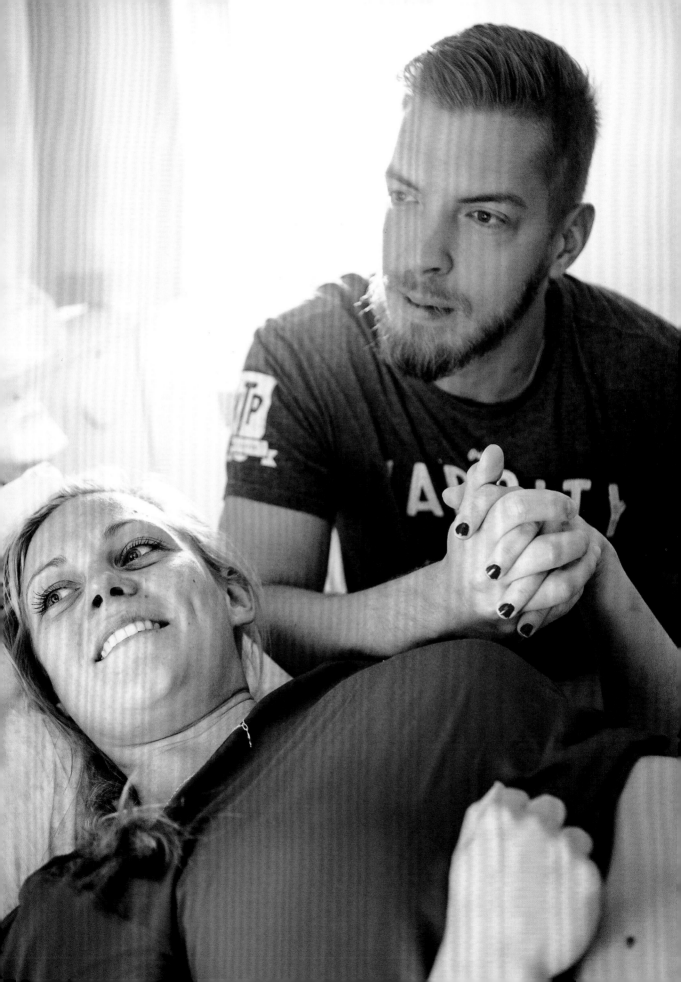

产前检测

超声波

很多国家都要求，准妈妈在妊娠期间至少要接受一次超声波扫描，其中也包括器官筛查。然而，在实际生活中，超声波扫描被认为是相对无害的，孕妇接受该项检查的次数要远远超过国家要求。

尽管超声波扫描的价值明显超过随之而来的小风险，适度依然是明智的选择。只有从医学角度上来说，存在正当理由的时候，才再次接受检查。

最先进的超声波扫描监视器早在孕 11 周的时候就可以显示胎儿的头部、胸部、躯干、四肢以及心跳。外生殖器也可以看到，还可以计数手指的个数。对大部分孕妇来说，在孕 17 周的时候，就可以区分胎儿的性别。

在妊娠中期，通常是在孕 18~19 周的时候，需要常规进行超声波扫描。此时利用超声波，医生可以计算胎龄，检查胎盘的位置，判断是否为双胞胎，同时还可以观察胎儿的解剖结构，判断是否存在某些类型的出生缺陷，例如唐氏综合征。

联合筛查

在美国，联合筛查也被称为妊娠早期筛查。这种非侵入性的检查项目常常用来评估新生儿患唐氏综合征，以及其他由第 13 对和第 18 对染色体导致的先天异常的风险。这种检查项目包括：在不早于孕 9 周的时候抽取准妈妈的血液标本，检测人绒毛膜促性腺激素（hCG）以及妊娠相关蛋白 A（PAPP-A）的水平；在孕 12~13 周的时候，利用超声波扫描评估胎儿的大小，测量颈后部液体的厚度，也就是所谓的颈项透明层测试；记录准妈妈的年龄，如果准妈妈在以往的妊娠中，曾经检测出染色体异常，也要记录下来。

所有这些信息都被输入一个计算公式，计算出发生异常的统计学风险。根据计算出来的风险因素，决定是否进行补充试验来验证。这些验证试验包括无创 DNA 产前检测（NIPT）、绒毛膜取样，以及羊膜腔穿刺。通常情况下，是否进行进一步检测需要准父母双方共同决定。

无创DNA产前检测（NIPT）

无创 DNA 产前检测（NIPT）也被称为细胞游离 DNA 检测，是另外一种检测染色体异常可能性的方法。进行这项检查，需要在孕 9 周或稍后的时候抽取准妈妈的血液标本。由于胎儿的某些 DNA 片段能够通过胎盘进入母亲的血流，通过检查准妈妈的血液，就能够检测出胎儿染色体的异常情况。

NIPT 检测的是胎儿第 13、第 18 及第 21 对染色体，以及揭示胎儿的血型和性别。如果 NIPT 结果提示染色体异常，就需要进行羊膜腔穿刺来验证。

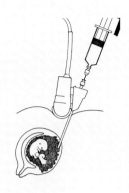

绒毛膜取样

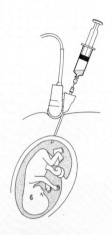

羊膜腔穿刺

绒毛膜取样

绒毛膜取样（CVS）是指在超声波的引导下，把一根细针穿入胎盘，从绒毛膜绒毛抽取少量组织样本。绒毛膜绒毛是一种细小的手指样结构，负责母亲和胚胎之间氧气及废弃物的交换。由于绒毛膜绒毛与胚胎具有相同的基因组成，通过检测绒毛膜绒毛，就有可能确定胎儿的遗传信息。在极其偶然的情况下，胎盘的染色体物质和胚胎并不完全匹配，在对检测结果进行解释的时候，这种情况的存在明显增加了难度。

CVS 通常会在孕 10 周或者孕 11 周的时候进行，相对检测价值来说，导致流产的风险就显得非常微小了。

羊膜腔穿刺

羊膜腔穿刺曾经是直接调查胎儿基因异常的常见方法之一，不过，现在已经在很大程度上被联合筛查和 NIPT 替代。虽然和 CVS 一样，羊膜腔穿刺导致流产的概率很低，但是对于胎儿来说，联合筛查和 NIPT 毕竟毫无风险。

羊膜腔穿刺通常在孕 15 周之后进行。利用注射器和空心针头抽取 10~20 毫升羊水，收集胎儿脱离到羊水中的细胞，在实验室中经过几周的培养，就可以确定染色体的组成情况，并对每一对染色体进行检测。

如果已经知道准父母携带导致某种遗传疾病的基因，还可以利用羊膜腔穿刺进行针对性的基因测试。当然了，通过羊膜腔穿刺也可以鉴别胎儿的性别。

如果怀疑胎儿存在第 13、第 18 或者第 21 对染色体异常，羊膜腔穿刺后利用快速基因测试，在一两天内就可以得到具体的测试结果。不过，这种方法无法获得更全面的信息。

其他的检测方法

利用多普勒超声可以评估胎儿的循环系统，测量胎儿脐动脉及母体胎盘动脉的血液流速，借此了解对胎儿的氧气，以及营养素的支持情况。另外，孕妇到了妊娠后期阶段，如果医生怀疑胎儿没有达到正常的发育速度，则需要频繁地进行超声波扫描，用来估计胎儿的体重。

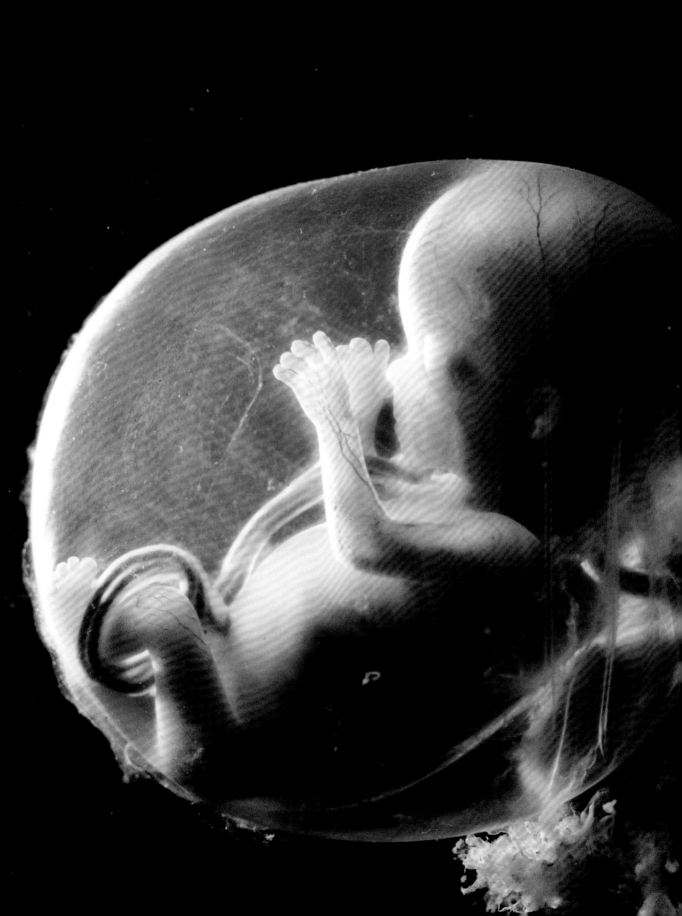

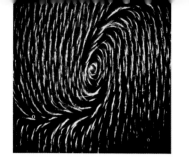

前额的发旋

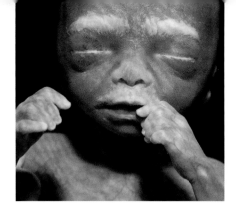

蜡状胎儿皮脂保护下的皮肤

水中生活

胎儿被包裹在充满液体的羊膜腔中。很明显，在生命最初的 9 个月时间里，人类就是生活在水里。就像所有的动物一样，在进化的初期，生活在原始的海洋之中，此后才逐渐适应陆地生活。

在妊娠的早期，羊膜腔内的液体量是微不足道的。不过，随着时间一天天流逝，羊膜腔内的液体逐渐增多，为持续发育的胎儿留出了足够的空间，允许它自由活动。由于有很多碎片悬浮在羊水中，因此，羊水并不是完全透明的。这些碎片有几个来源：胎儿吞咽羊水，羊水经过整个胃肠道，携带废弃物再被排出体外；有一些碎片来自肺脏细胞，胎儿在吞咽羊水的时候，部分羊水会进入肺脏，随后携带细胞碎片被排出；除此之外，胎儿皮肤表面的细胞脱落，也会漂浮在羊水之中。就像前文中描述的那样，羊水中的细胞可以用来进行产前诊断。封闭的羊水中还含有胎儿的尿液，是由肾脏通过过滤作用形成的。尽管含有这么多的"污染物"，羊水中并没有细菌存在。

胎儿的皮肤非常适合水中生活。它的表面有一层蜡样物质，被称为胎儿皮脂，具有保护作用。早至孕 12 周的时候，胎儿的皮肤差不多发育完全。此时，第一批毛发也开始出现。这些毛发被称为"胎毛"，覆盖胎儿全身，并在皮肤上呈现出特殊的图案。到了孕 16~20 周的时候，分布在头顶及眉弓的毛发，根部变得厚重，更加清晰可见，色素细胞也开始给每一缕头发上色。

胎毛会在出生前脱落。时至今日，人们还没有彻底明白胎毛在妊娠期间的具体作用。据推测，它的工作之一是作为一种黏合剂，固定具有保护作用的胎儿皮脂。胎儿皮脂是皮脂腺的产物，而皮脂腺正好位于毛发的根部。部分胎儿皮脂在羊水的冲刷下会脱离皮肤并与羊水混合在一起，从而导致羊水在妊娠后期变得浑浊。胎儿在整个妊娠期都覆盖着胎儿皮脂。不过，随着预产期的临近，胎儿皮脂会变得越来越薄。如果是在预产期之后出生，新生儿体表就只能看到很少的皮脂，甚至没有皮脂存在。

细小胎毛的生长模式和头发一样。这些胎毛能够将具有保护作用的胎儿皮脂固定住，凭此来抵抗摩擦和减少小损伤。

< 孕 8 周。胎儿漂浮在羊膜腔里，周围羊水的温度和体温一样。

（下页图）胎儿的整个头部都覆盖着胎毛。

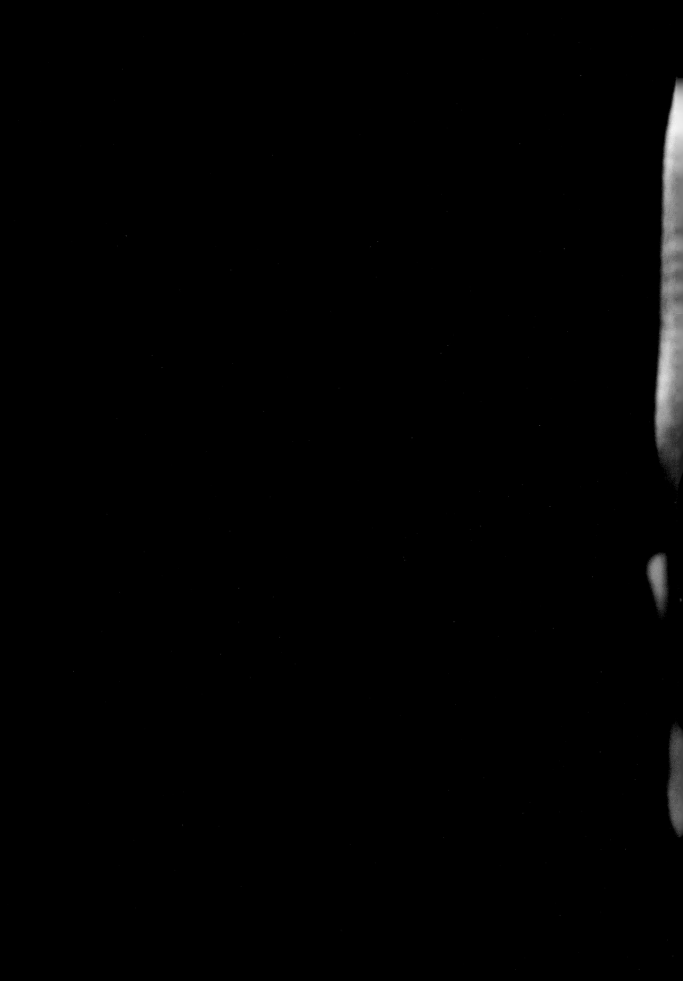

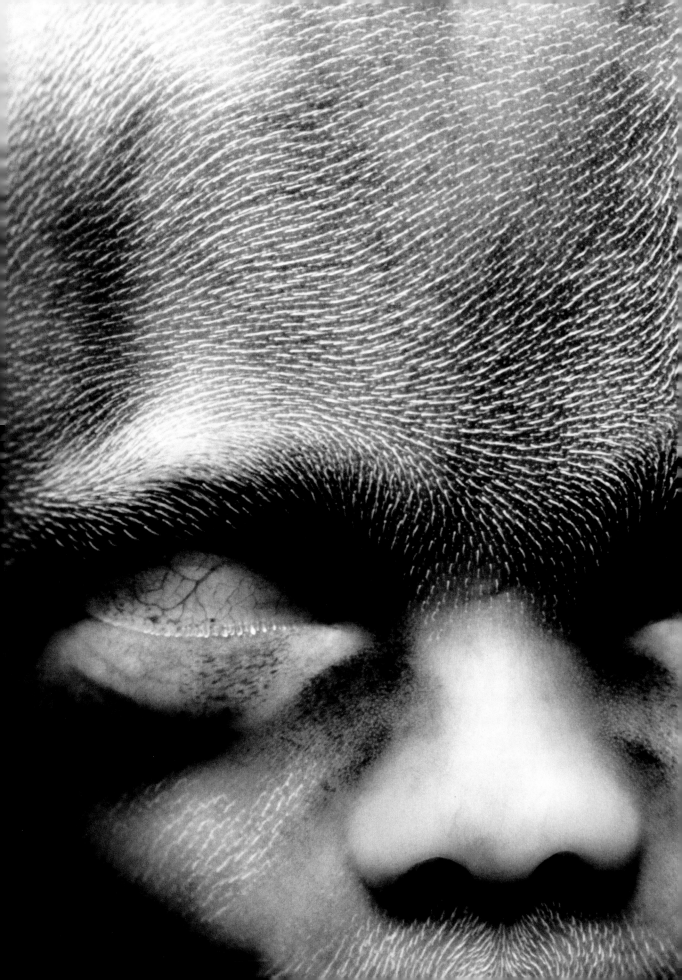

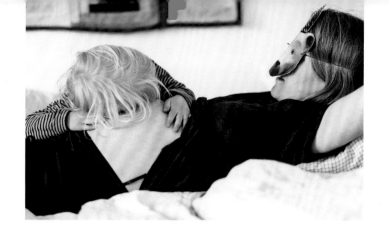

旅程过半

很多孕妇在进入孕中期之后都会变得感觉良好，发现自身处于一种和谐的平衡状态。那些在孕早期频繁出现恶心症状的准妈妈情况明显好转，疲劳的感觉也减轻了。在这个阶段，孕妇的头发、眼睛与皮肤都泛着光泽，看上去健康满满。尽管子宫的体积有所增大，不过腹腔内依然留有足够的空间，并不会过度限制孕妇的活动。呼吸也没有受到太大的影响，尽管可能会感到有点热，晚上还是睡得很好。

尽管准妈妈能够意识到自己的肚子在逐渐增大，超声波扫描也显示她的肚子里有一个小胎儿，心脏在快速跳动，但在进入孕中期之前，孕妇都无法觉察到胎儿的活动。给她的感觉就是，胎儿静静地躺在那里，一动也不动。直到有一天，腹部出现了轻微的颤动。孕妇最初能够察觉到的胎儿活动可能就像是一个小气泡飘起来，感觉慢慢地变得清晰，能够区分碰撞，或者是胎儿正在踢她。胎动刚刚出现时的表现无法言传，只能亲身感受。因此，曾经有过妊娠经历的孕妇更容易发现胎动的到来。一般来说，这些孕妇大约在孕 16 周或者孕 17 周的时候就可以察觉，而那些第一次怀孕的准妈妈，通常会晚几周才有可能第一次发现胎动。

在孕中期，尽管准妈妈的体重很可能不会明显增长，体型还是会出现肉眼可见的变化。有很多因素会影响孕妇在这个阶段的外形表现，其中包括身高和身体状况。对于初次怀孕的准妈妈来说，体型改变通常在较晚的时候才会出现。

在妊娠阶段，孕妇腹部体积的增大能够在一定程度上反映了胎儿的发育情况。因此，在产前检查的时候，医务人员会定期对孕妇的腹部进行检查，测量从耻骨联合上缘到孕妇肚子圆形上缘之间的距离，也就是测量所谓的宫高。对不同的女性及不同的孕次来说，宫高会有很大的变化。不过，在孕 24 周的时候进行测量，宫高通常是在 20~25 厘米。此后，初次

原本感觉不到的家庭成员突然之间就变成实实在在的存在。胎儿早期的活动，给人的感觉就像是蝴蝶扇动翅膀，不久之后发展成为更强有力的推动。到了妊娠后期，胎儿踢腿的动作可能会非常猛烈，猛烈到让母亲无法呼吸，或者在睡梦中被唤醒。

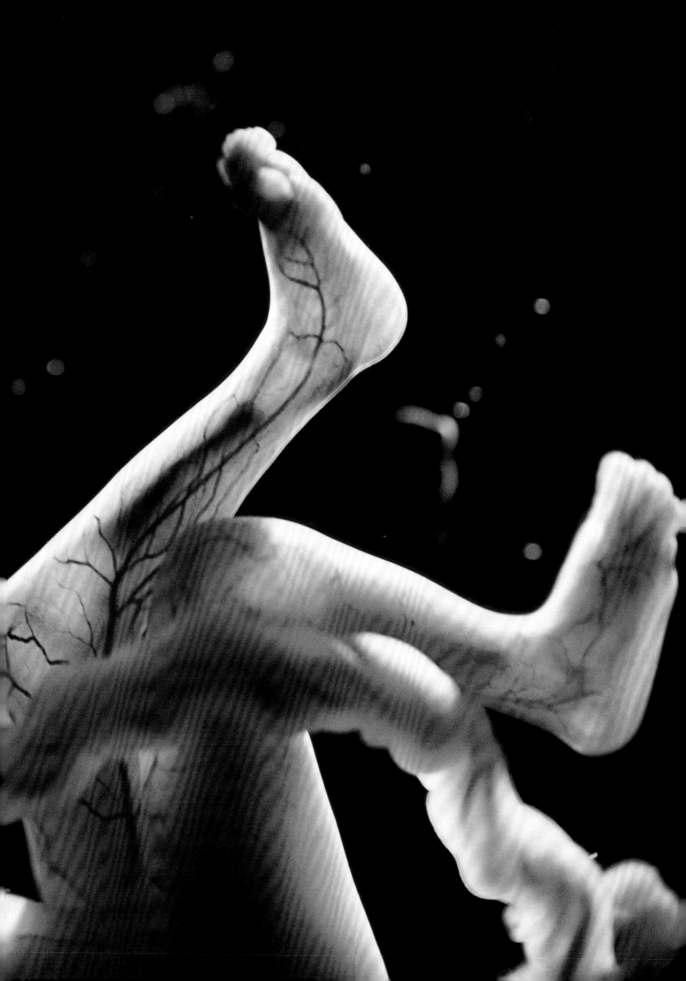

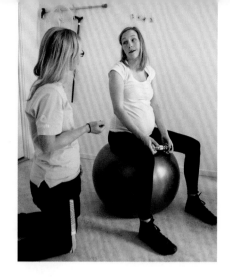

恰当的锻炼有助于缓解不适，其中也包括背痛

怀孕的准妈妈宫高每周会增加差不多1厘米。这种情况会一直维持到胎儿出生。

在怀孕期间保持良好的体型是非常重要的。如果孕妇从事的是一种久坐的工作，经常进行锻炼就变得举足轻重。锻炼可以从普通的快步走开始。规律健身的女性通常可以将锻炼计划持续到孕早期。但是，在进入孕中期之后，她就会发现，有必要改变自己的锻炼模式，甚至有可能需要改变锻炼方式。

孕妇可以学习收紧盆底肌肉，借此对这些肌肉进行强化。为了掌握正确的锻炼方法，她们至少在首次怀孕的时候，需要接受专业的指导。无论是在分娩之前还是之后，定期锻炼盆底肌肉都是至关重要的。在分娩的过程中，这些肌肉会承受巨大的压力，只有定期锻炼，在分娩后才有可能恢复原有的韧性。有证据显示，盆底训练可以降低孕妇在生产过程中出现会阴撕裂的可能性。在分娩之后，产妇出现轻度压力性尿失禁的现象非常常见，特别是在咳嗽或者大笑的时候。对于这个问题，盆底训练同样会有所帮助。

在妊娠的头3个月，准妈妈的体重可能只会增长几千克。孕妇在整个妊娠阶段增加的体重，胎儿、胎盘，以及羊水占据了其中的一半。孕妇到分娩时体重增加的理想值取决于刚刚怀孕时的身高体重指数（BMI）。大部分孕妇体重增加的数值要高于理想值，只有少数孕妇体重增加达不到标准。在妊娠早期，有些孕妇由于恶心，体重甚至会不增反减。而在妊娠的最后几个月，孕妇体内会潴留水分，由此导致在这个阶段，体重增加得最

分娩之前，孕妇增加的体重，由几部分构成（约值）：

胎儿体重：3.4 千克
胎盘重量：0.7 千克
羊水重量：1.0 千克
子宫内膜：1.0 千克
乳腺组织：1.0 千克
母亲循环系统增加：1.4 千克
母亲组织内液体增加：1.5 千克
母亲体内储存脂肪：3.0 千克
合计 =13.0 千克

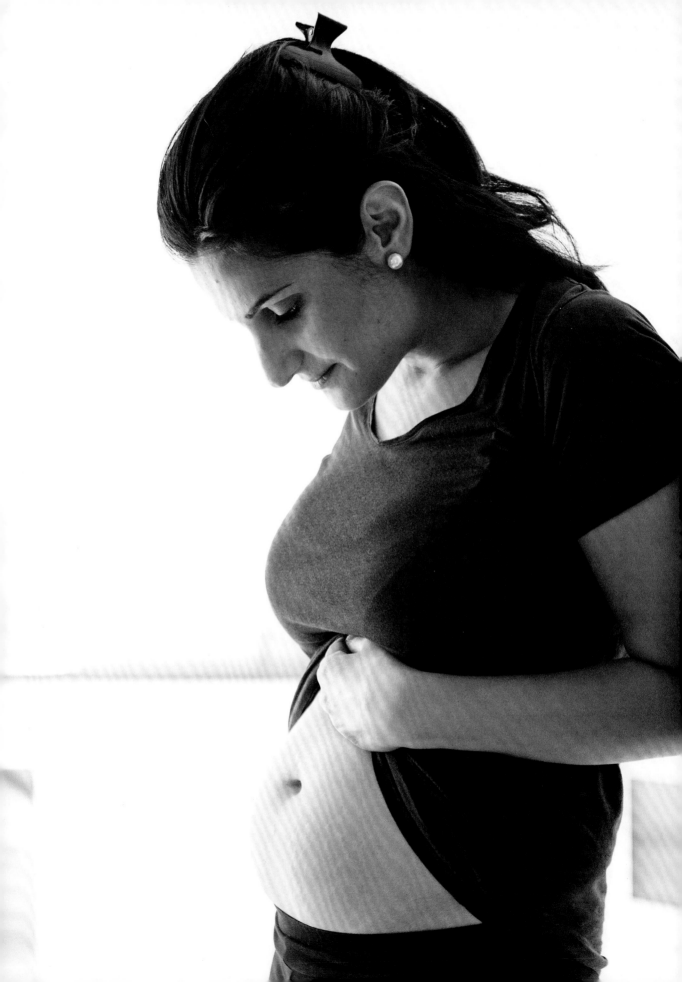

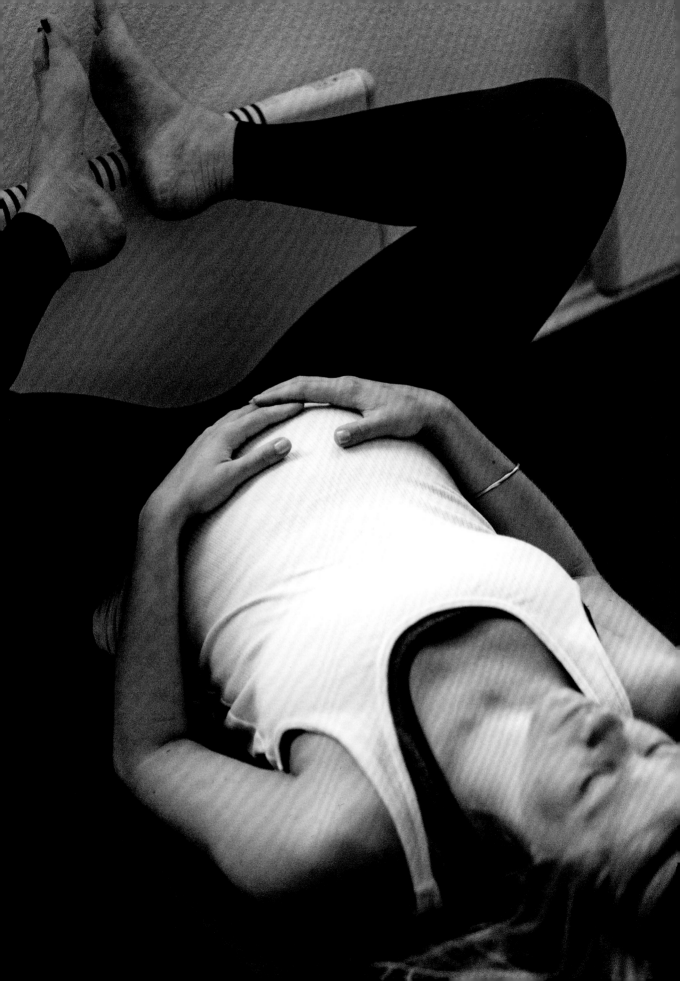

多。之所以会这样是因为在妊娠后期，孕妇体内的循环和淋巴系统会失去恰当管理水分的能力。不过，在分娩之后，水分的摄入及排出将很快恢复原有的平衡。

对绝大部分准妈妈来说，孕中期都是一段积极乐观、令人愉悦的时间，不过也会出现一些小问题。缺铁会带来精力不足和疲倦。在妊娠阶段，孕妇和胎儿的血液供应都在持续增加，在这个过程中需要铁元素的参与，因此孕妇会将体内储备的铁消耗一空。基于这个原因，目前常常推荐在妊娠早期就开始补充铁元素。不过，要注意补充剂量，大剂量铁元素可能导致便秘，而孕妇本身就容易出现便秘。

在这个阶段，阴道分泌物增多是一个常见的问题。有的时候是由于真菌感染导致的，从医学的角度来看，这个问题很少引起关注。利用药物很容易治愈绝大部分真菌感染。阴道分泌物增多偶尔来自细菌感染，这种情况必须治疗。这是因为细菌感染会对宫颈产生不良影响，从而导致早产。

在这个阶段，有些孕妇会感到呼吸急促。实际上，这种情况在妊娠后期更为常见，常常在突然用力的时候出现。还有些孕妇会抱怨背痛。之所以会背痛，是因为随着腹部体积的增大，背部需要通过向后倾斜的姿势来维持平衡，由此对背部造成很大的负担。有许多锻炼方式能够很好地消除背部负担，而且可以从妊娠早期就开始进行。

在这个阶段，孕妇在接受产前检查的时候，需要测量血压、计数血细胞、称量体重，必要时还要检测尿液里边是不是有蛋白质或者糖分。与此同时，她还可以提出任何问题或者担忧的事情，与医护人员一起探讨。

与普通孕妇相比，怀有双胞胎的孕妇，肚子一定会更快地增大，出现并发症的风险也更高，这种情况是显而易见的。双胎妊娠对母亲和孩子来说都是高风险。发育中的双胞胎一定会进行子宫内空间的竞争。有的时候，这种竞争还会扩展到氧气和营养素。因此，怀有双胞胎的孕妇通常需要接受更频繁的产前检查，反复进行超声波扫描及血流分析，从而保证在整个妊娠阶段，所有的参与人员都能够清楚地了解两个宝宝的情况。

为孕妇准备的特殊产前锻炼课程包括产前瑜伽、水中有氧运动，以及健身课等一系列运动。其中的一些运动旨在锻炼那些在分娩过程中将会用到的肌群，例如盆底肌。

子宫里的生活

　　子宫里的胎儿受到严密保护，非常安全。周围的温度刚刚好，营养物质的供应基本上是恒定的，偶尔会有或多或少的波动。到了孕中期的时候，胎儿开始用手触摸自己的身体，探索周围的环境，经常会握住脐带。当大拇指靠近嘴巴的时候，胎儿会将头转过来。与此同时，嘴唇会做出吸吮的动作，这是一种生存反射。在出生之后，婴儿必须立即拥有握持和吸吮的能力，并将自己的身体向母亲的乳房挪动。因此，在出生之前，胎儿一定会勤加练习，时不时地还要做出踢腿和挥舞手臂的动作。日复一日，胎儿变得越来越强壮，也越来越敏捷。

　　胎儿能够利用听觉来定位。尽管耳朵的结构很早就已经形成，但是，直到孕 18~20 周的时候，胎儿才能够察觉到声音。子宫内并不是一个寂静的世界，一旦胎儿的听力系统开始工作，它就可以听到母亲肚子里消化系统发出的汩汩声，还可以听到母亲的心跳，以及大血管内血液流动的声音。母亲的嗓音很早就能够在胎儿的意识里留下烙印，而其他的声音却没有这种作用。不过，在接近分娩的时候，外部的声音，例如音乐，可以穿透子宫壁，很多胎儿会对这些声音做出反应。和母亲一样，胎儿也有自己

孕 19 周。羊膜囊就像蚕茧一样包裹着胎儿。在羊膜囊的保护下，胎儿正在入睡，一边摇晃一边吸吮自己的大拇指。吸吮大拇指不仅会让胎儿感到舒服，同时也是在子宫里练习生存反射的一种方式，而这种反射在宝宝出生后，对他或她能否生存下去至关重要。

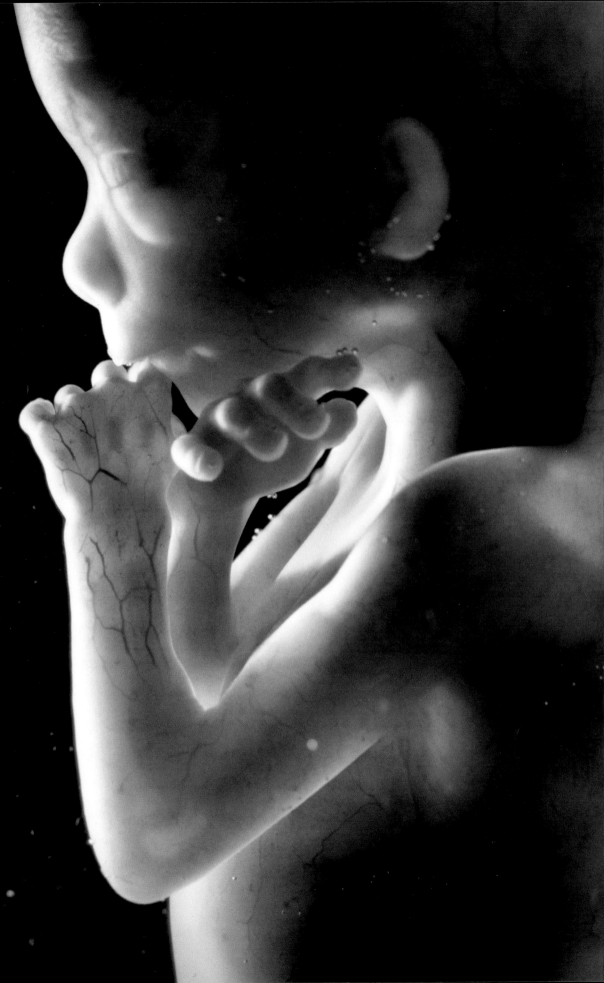

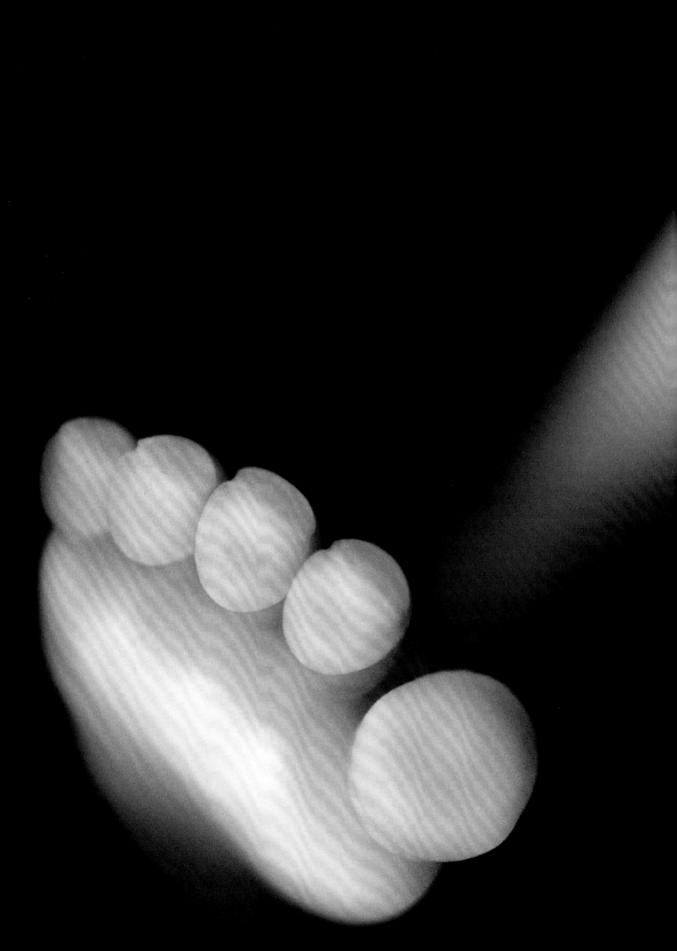

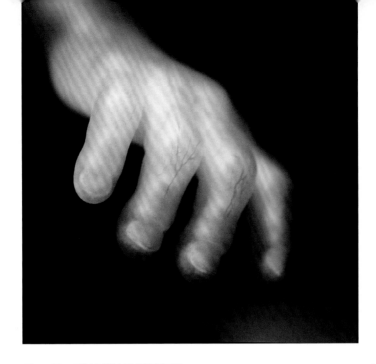

孕 19 周，手指末端的甲床清晰可见

子宫内的生活刚刚过半，胎儿的双手已经学会了握持东西。

< 到了孕 19 周的时候，胎儿的脚和脚趾也在悄悄地发育。胎儿不断地活动，时不时用脚踢一下子宫壁。

喜欢的旋律。如果在这个阶段，父母经常跟自己的宝宝说话或者唱歌，在出生后，宝宝很容易识别他们的嗓音，也更喜欢听到他们的声音。过大的声音会刺激胎儿，使他感到紧张，心率明显加快。

尽管直到孕 26 周的时候，胎儿的眼睛才会睁开，不过，薄薄的眼睑并不能完全隔绝光线的照射。众所周知的是，早在妊娠第 3 个月的时候，胎儿的眼睛就已经具有感光的能力。在某些情况下，医生需要将内窥镜插入羊水进行观察，此时的胎儿会尝试做出保护自己的眼睛，避免被照射的举动，要么转头，要么用手和手指进行遮挡。大脑的视觉中枢位于头部非常靠后、接近脖子的地方。来自眼睛的视觉信号脉冲需要经过相对较长的神经通路才能够抵达这里。随着视网膜和大脑逐渐发育，相互之间的联系也变得越来越协调，视觉中枢从区分光明与黑暗开始，逐渐能够感知颜色和形状的细微差别，进而构建出完整而连续的视觉印象。

胎儿在发育早期就开始吞咽羊水。这些羊水流经胎儿鼻子和嘴巴的黏膜层。在这个过程中，逐渐形成了味觉和嗅觉。由此产生的结果是，在分娩之后，新生儿立即可以对母亲乳汁中的甜味、咸味或苦味等味道做出不同的反应。

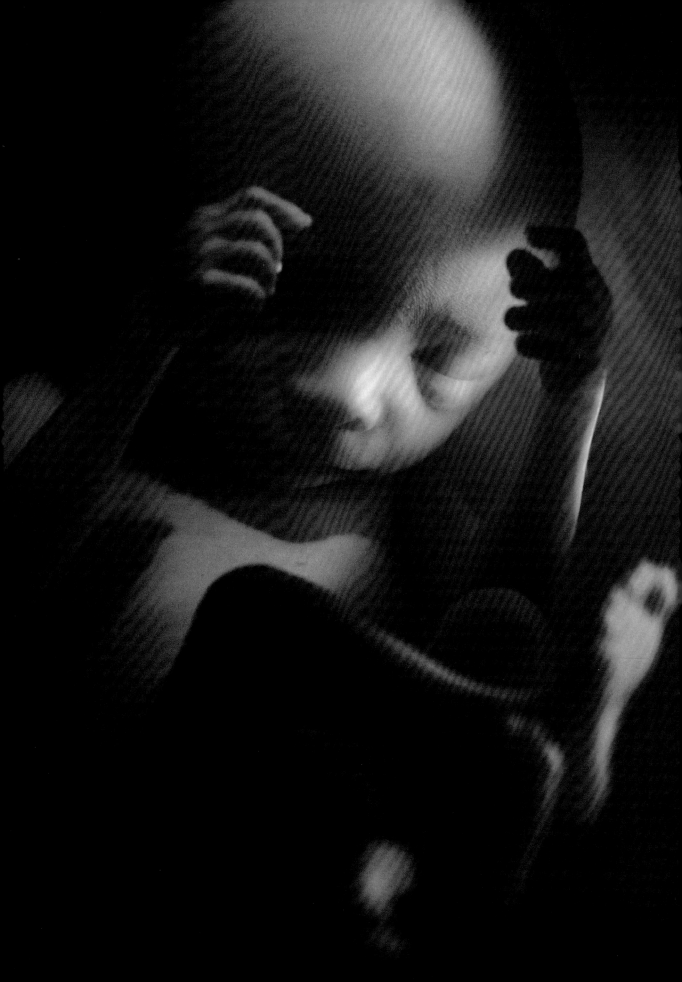

几乎已经做好了迎接外面生活的准备

迄今为止，整个妊娠阶段已经过去了2/3。对胎儿来说，现在的子宫依然有足够的空间。在大多数情况下，胎儿浸泡在羊水中舒适而健康地生活仍将会持续几个月。此时，即使长长的脐带缠绕在身体上也不会影响运动，胎儿依然可以调整位置，频繁练习各种动作。然而，空间很快就会变得狭窄，此后，很多胎儿看上去都更喜欢头朝下躺着。通常情况下，只有到了孕36周的时候，分娩时胎儿到底是头先出来还是脚先出来才能够彻底确定下来。

在这个阶段，胎儿的体重依然在持续增长，差不多每周增长200克。不过。胎儿看上去依然又红又瘦，非常苗条。这是因为胎儿的皮肤下面还没有脂肪组织。只有到了妊娠最后4周的时候，胎儿皮下才会填充脂肪，真正变得丰满起来，形成新生儿那种圆滚滚的外表。

在这个阶段，大脑会迅速发育并在大脑皮质形成复杂的沟壑，为大量的神经细胞留出足够的空间。各个器官，其中也包括肺脏，稳定成熟。呼吸练习开始成为胎儿运动的重要项目之一。有的时候，呼吸练习会导致打嗝，此时，准妈妈会感觉到腹部出现有节律的抽动。一旦胎儿的小脚丫触碰到子宫壁，就会触发行走和爬行反射。

当准妈妈进入孕27周的时候，胎儿的眼睛和眼睑发育成熟，眼睛开始睁开，并以规律的间隔进行眨眼动作。如果在妊娠的过程中胎儿曾经接触过某些有害物质，会导致眼睛在较晚的时候才能够睁开。这种类型的损伤通常与孕妇酗酒相关。在这个阶段，胎儿的听力也已经发育完善，能够从外部世界察觉到越来越多的声音。

胎儿开始一次睡更长的时间，每段睡眠将会持续40~60分钟。在出生之后，新生儿通常也是采取这种短脉冲式的睡眠模式。对这种情况，准父母需要提前准备，做好计划。另外，胎儿的睡眠通常出现在夜里稍晚的时候，以及整个早晨，而在下午就会表现得比较活跃。在出生以后，妈妈们常常可以观察到，新生儿的睡眠也符合这种睡眠规律。

◁ 到了孕26周的时候，胎儿约有32厘米长，体重大约1千克。胎儿的面部除了面颊还不够饱满，其他部位都已经完成发育，从而使已经能够睁开和闭合的眼睛看上去有些突出。胎儿还将会在子宫内停留几周时间，体重也将会增加大约2千克。本图显示，胎儿同时抬高两侧的上肢。这个动作由神经系统控制，也是一种反射。对新生儿也可以观察到相同的动作。

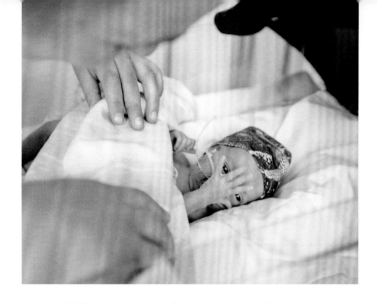

一个 4 天大的新生儿，在孕 32 周加 2 天的时候出生，体重
1690 克

早产

通常认为，从末次月经第一天开始计算 40 周，就是一次妊娠的平均时长。不过，胎儿在子宫里停留的时间，只要比这个时间段的一半多那么几天，就有可能存活。

在瑞典，每 20 个孩子中就有一个属于早产。也就是说，在孕 37 周到来前就出生了。在美国，类似情况的比例超过 1/10。就在不久以前，提前 3 个月出生会导致灾难性的后果，而现在，至少在发达国家，孕 25 周以及孕 25 周之后出生的小宝宝 82% 都能够存活下来。不过，生命开始的阶段和生命的终末阶段一样，从医学伦理学角度来说，都像是走钢丝一样危险。一名发育非常不成熟的新生儿拥有活下去的机会，但是随之而来的很可能是严重的视力或者听力障碍，如果无法对不成熟的大脑提供保护，甚至有可能造成智力缺陷。那么，什么程度的不成熟才能算得上是非常不成熟？新生儿重症监护病房（NICU）的医护人员必须不断地思考和再思考这个问题。

近年来，由于人类对胎儿肺脏的发育情况有了更加深刻的了解，使我们能够帮助很小的婴儿活下来。目前已经有了出生日期提前到孕 23 周，体重不足 500 克的婴儿存活并正常发育的记录。但是，由于无法完成供氧

由于母亲出现先兆子痫，通过剖宫产的方式生出了这个宝宝。这些早产的婴儿需要在新生儿病房接受照顾。

> 仅仅在几十年之前，这样的宝宝很可能无法存活，而现在，感谢现代医学的进步，她活了下来，没有受到任何伤害。据估计，此后她也会正常发育，逐渐追赶上那些足月分娩的婴儿。

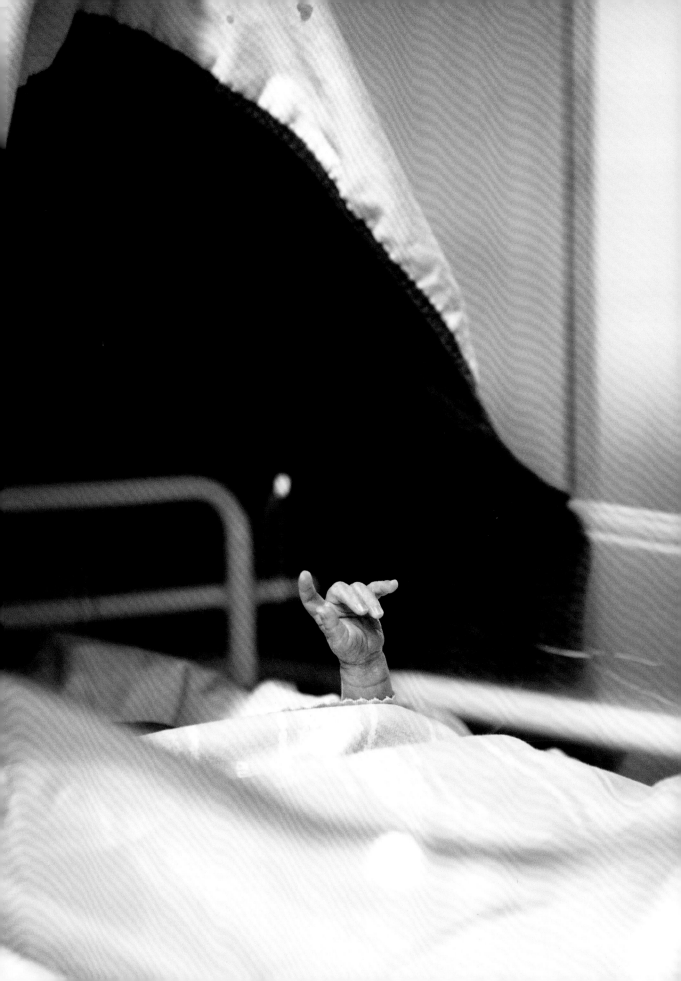

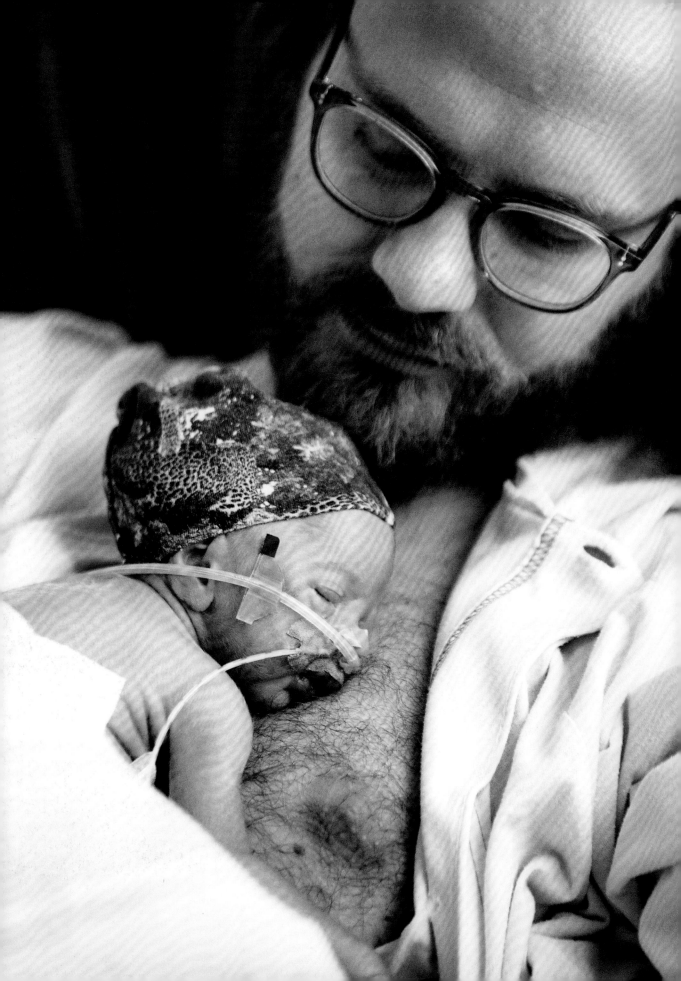

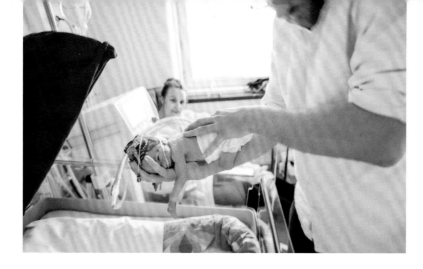

父母双方通常会在新生儿病房帮忙照顾自己的宝宝

的工作，肺脏发育不成熟有可能会导致无法逆转的大脑损伤。

在子宫里，胎儿是通过胎盘获取氧气并供给体内的各个器官。也就是说，胎盘从母体摄取氧气，然后通过脐带输送给胎儿。在这个过程中，并不需要肺脏参与。因此，胎儿肺脏的发育要远远晚于心脏等其他的器官。直到出生之后，由脐带提供的氧气彻底中断，肺脏才真正开始发挥作用。

肺脏发育不成熟很容易出现一种被称为新生儿呼吸窘迫综合征（NRDS）的疾病。肺泡在转运氧气的时候需要张开并维持开放状态。由于肺泡中也含有液体，在张开的过程中就需要一种表面活性物质作为润滑剂。由于不成熟的肺脏无法产生表面活性物质，因而就会导致 NRDS。正是基于这个原因，在救治早产儿的时候，大部分挽救生命的努力都集中在肺脏之上，争取让它发育成熟，能够自主呼吸。

产科医生现在有多种手段来帮助未成熟的胎儿在子宫内停留更长的时间，防止分娩过早开始。对准妈妈来说，卧床休息是非常重要的。与此同时，有些药物能够松弛子宫，抑制分娩的发动。在妊娠的过程中，孕妇必须定期接受产前检查，特别是在有理由怀疑将会出现早期宫缩的情况下。只要将分娩推迟几周，就有可能让肺脏更加成熟，宝宝出生后的呼吸也会变得更加容易，为器官供氧的能力也会更强。激素类药物可的松能够加速肺脏的成熟。随着医学的发展，即使是在妊娠早期阶段出现羊水渗漏（羊水通过羊膜囊上的孔漏出），也有很多技术可以阻止。羊膜囊内会持续产生羊水。利用卧床休息和密切监护，可以将分娩推迟几周。这几周有可能是非常关键的。不过，在羊膜囊破了之后，阴道内的细菌导致宫腔内感染的风险增加，有的时候需要应用抗生素或者诱导分娩。

对早产儿来说，从大量的密切接触开始，进入一个宁静而安全的状态尤为重要。

< 无论是父亲还是母亲，都可以把宝宝抱在胸前，为他们提供安全感和温暖。图中是肺脏尚未发育完全的宝宝正在接受呼吸辅助。

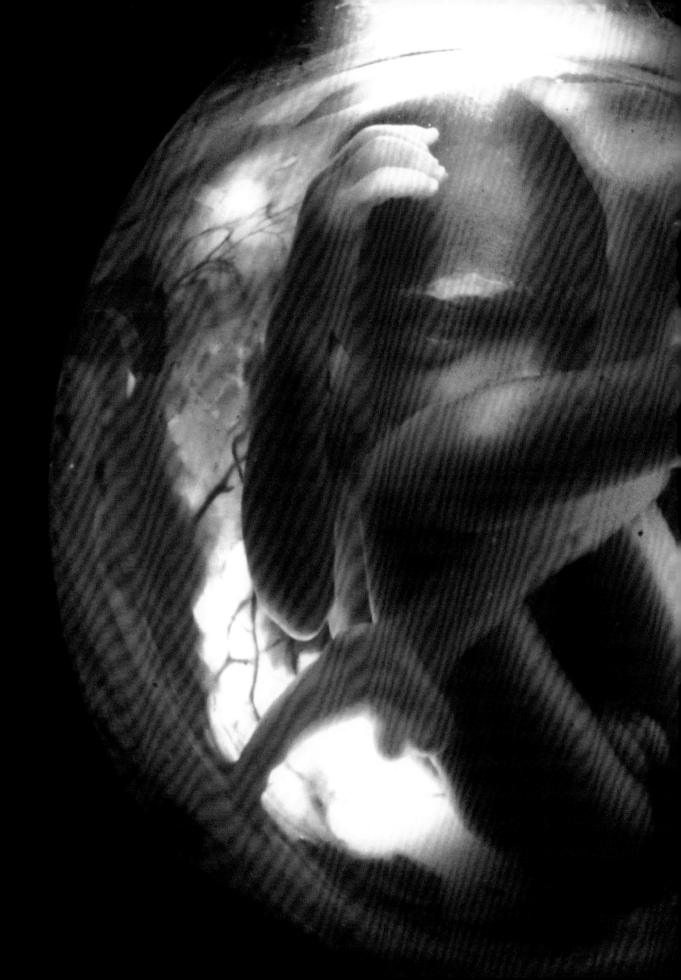

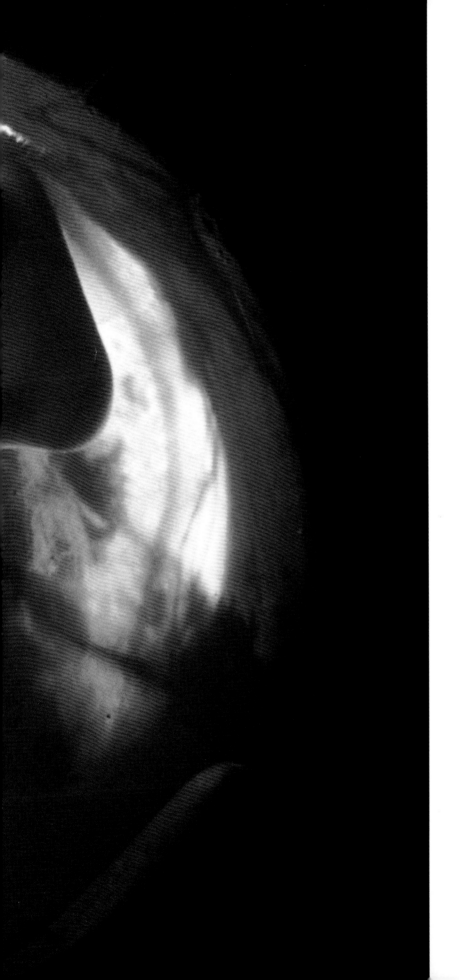

孕 28 周。此时的胎儿还可以
在子宫里改变位置。胎儿正
在忙着练习那些出生后用到
的各种动作。脐带非常柔软，
血管周围的物质呈现出凝胶
样的状态。

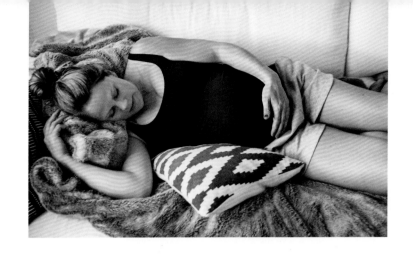

负担越来越重了

对绝大多数孕妇来说，在整个妊娠的过程中，有好几个月都感觉不错。怀孕对她们来说，看上去既轻松又快乐。不过，到了妊娠的最后阶段，很可能会出现或大或小的健康问题。接近分娩的时候，胃酸过多或者烧心的症状十分常见。此时，口服药水或者药丸可以有效地缓解症状。此时，药物还不会进入准妈妈的血液，也就不会对胎儿造成危害。

由于血液回流障碍而导致小腿抽筋在妊娠的后半段也是非常常见的。此时，一种起源于背部的疼痛会一直向下蔓延，直达双腿，也会引起严重的不适。

有差不多一半的孕妇会出现一种被称为耻骨联合分离的症状。这个症状与激素有关。正常情况下，人类左右两侧的耻骨通过韧带连接在一起。而在妊娠阶段，由于激素的作用，连接耻骨的韧带会出现软化，从而导致左右两侧的耻骨分离开来。耻骨联合分离会使骨盆变得不稳定，从而造成行走困难，而耻骨联合自身也会变得对压力更加敏感。对其中的一部分孕妇来说，由这个问题带来的疼痛会导致身体虚弱不堪，而另外一部分孕妇仅仅会出现轻微的不适。之所以会这样，与身体承受的压力有直接关系。尽管会带来疼痛，但耻骨联合分离实际上有助于分娩。这是因为在耻骨联合分离的情况下增加了产道的弹性。为了减轻耻骨联合分离带来的症状，避免对骨盆产生过度的压力是非常重要的，例如避免上下楼梯或者举起重物。另外，休息也有助于降低耻骨联合所承受的压力。基于这个原因，在瑞典，涉及提举重物工作的女性，从孕 32 周开始，就有资格领取生育津

> 即使是那些很轻松就通过孕早期考验的孕妇，在快要分娩的时候，也有可能会感到疲劳和不适。在这个阶段，绝大部分孕妇都可以继续自己的日常工作，不过，放松和避免过度紧张变得越来越重要。

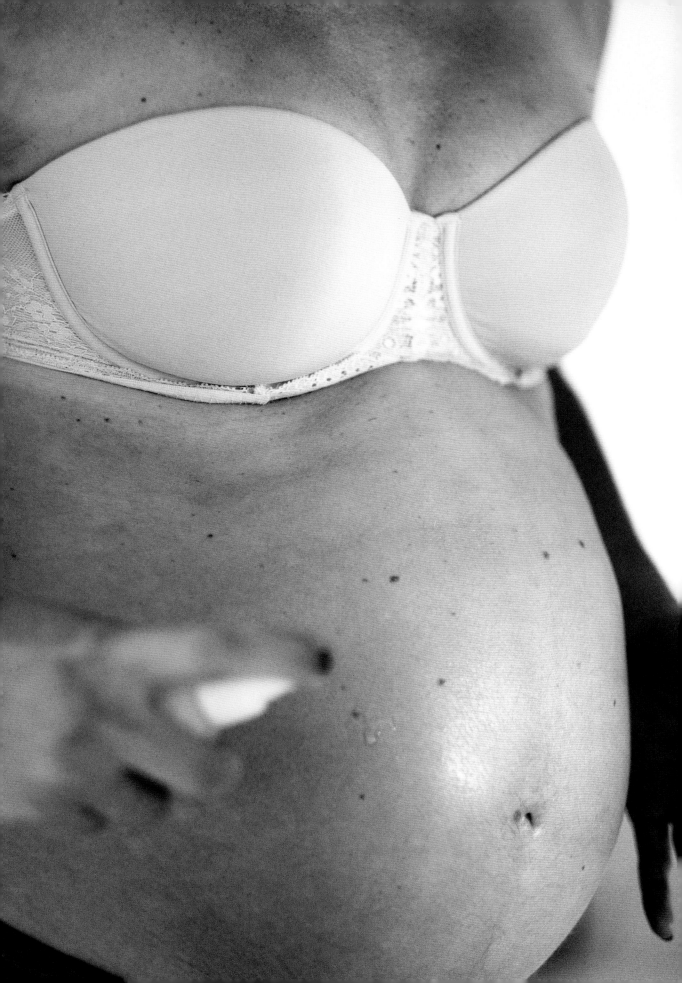

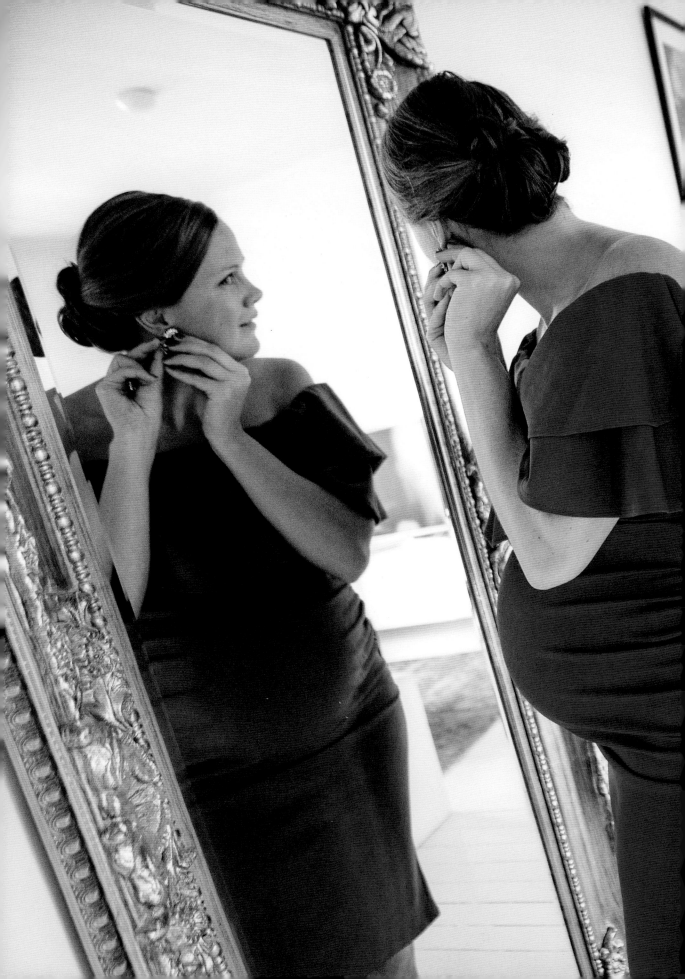

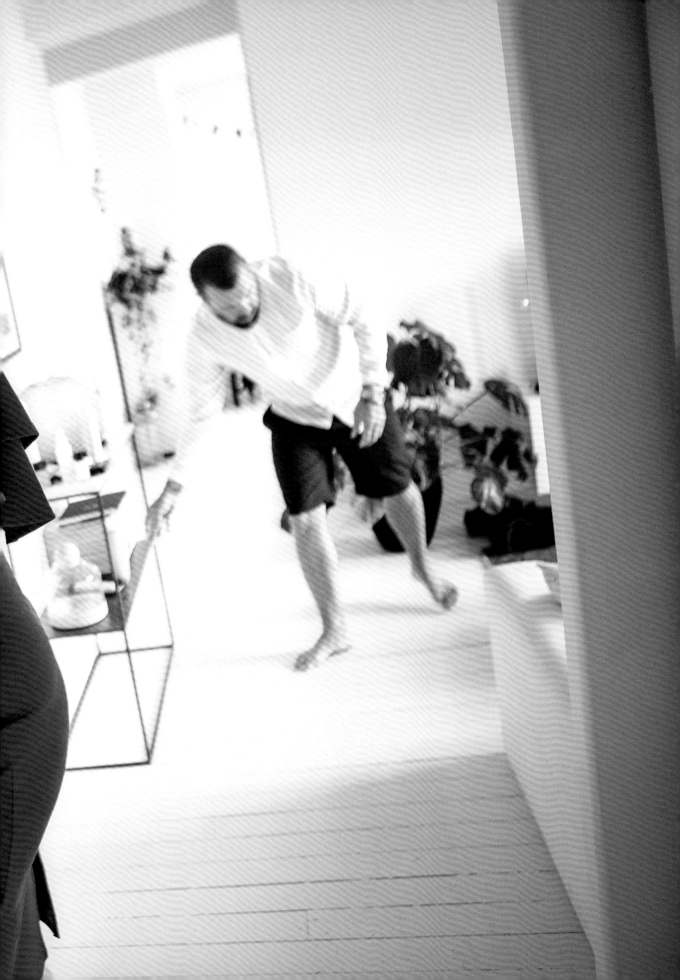

贴。耻骨联合分离的问题常常给人一种错觉，那就是在分娩后会立即消失，而实际上，这种情况几乎不会发生。它需要一段恢复时间，时间长短却并不固定，也许会相当长。

在妊娠后期，静脉曲张和痔疮也很常见，有的时候还会对孕妇造成严重的困扰。之所以会形成这两个问题，原因都在于增大的子宫会对那些经过子宫的大静脉造成压迫，导致血液回流受阻，较多的血液潴留在盆腔下方的静脉中，静脉因此出现膨胀。在静脉中存在着瓣膜，能够阻止血液反流。从长远的角度来看，增大的子宫持续压迫大静脉，会对静脉的瓣膜系统造成损害。严重的静脉曲张在分娩后并不会自行消失。不过，通常来说，至少要等到分娩1年之后，医生才会对静脉曲张进行手术治疗。对那些计划要生更多孩子的女性来说，为了避免静脉曲张在妊娠的过程中复发，更应该推迟手术的时间。与静脉曲张不同，痔疮很少需要手术治疗。大部分痔疮在分娩后很快就会自行愈合，特别是那些在妊娠阶段存在便秘症状的产妇，便秘是痔疮的促成因素之一。随着分娩后便秘症状的消失，痔疮也会很快消失。

绝大多数孕妇在妊娠期间都会或多或少有些液体潴留，到了妊娠后期表现出双脚、脚踝，以及双手浮肿。出现轻度的腹胀也很常见，并不需要过于担心。

在妊娠后期，准妈妈应该尽量避免在身体和精神上承受太大的压力。无论是准妈妈还是小宝宝，强烈的压力都会对她们产生不良的影响，因此，压力过大常常是孕妇在妊娠后期请假的主要原因。当然了，每一名孕妇都应该评估自己的工作情况，针对工作环境中任何一种不常见的应激源都应该与自己的医生商议，探讨应对方案。

> 有背痛病史的准妈妈在妊娠的过程中特别容易出现背痛。这是因为为了平衡逐渐增大的腹部，她不得不采取后仰的姿势。

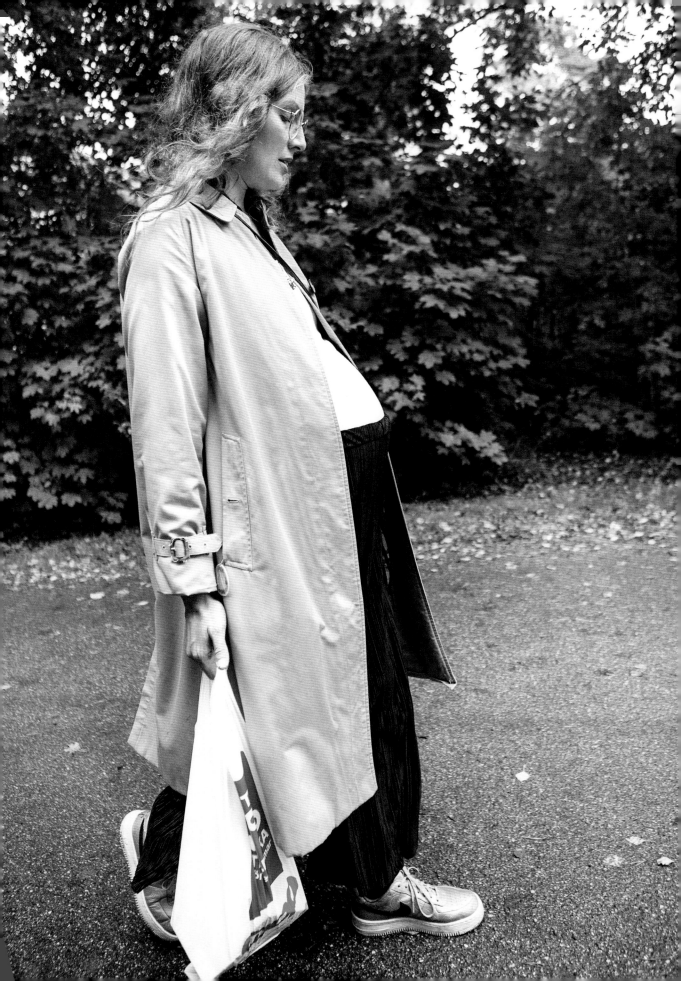

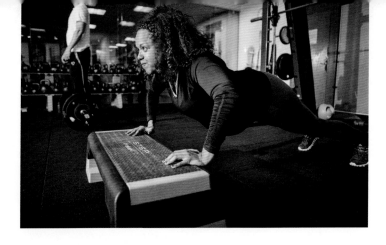

分娩是对力量的巨大考验，现在，马上就要分娩了，也就到了需要进行放松的时刻

只剩下几周时间

直到孕 37 周的时候，子宫内依然留有足够的空间，胎儿可以四处活动，甚至翻个筋斗，但是就在不久之后，子宫里的空间就变得局促了。在孕 35 周之后，羊水的总量减少了一点，到了分娩的时候，通常只剩下 0.5~1 升羊水。

这是停留在子宫里的最后 1 个月。利用这一段时间，胎儿的体重会增加大约 1 千克。如果此时降生，新生儿的存活并不是问题，从统计学角度看，绝大部分双胞胎都在这个时间段降生。

95%~97% 的胎儿，在这个阶段都处于头朝下的状态，并且头部已经进入准妈妈的骨盆腔。此时的准妈妈会意识到自己的肚子下降了一点，并且呼吸也变得比之前更加顺畅。一旦胎儿的头部进入骨盆腔，不再退出，这种情况就被称为入盆。

有些婴儿看上去很早就"决定"不打算采取这种头朝下的分娩姿势。如果是这样，到了孕 36~37 周的时候，常常可以在医院尝试对胎儿的姿势进行纠正。在超声波检查之后，为了给胎儿的移动留出更多的空间，准妈妈需要使用药物来松弛子宫肌肉。此后，医生会按摩准妈妈的腹部，通过外部压力使胎儿的头部向下转动。如果操作失败，通常就需要安排剖宫产手术了。

> 在出生前几周，胎儿就位。此时的胎儿通常采取头朝下的姿势，并且头部进入准妈妈的骨盆腔。如果无法将胎儿的姿势调整到这种最佳体位，剖宫产就需要提上日程了。

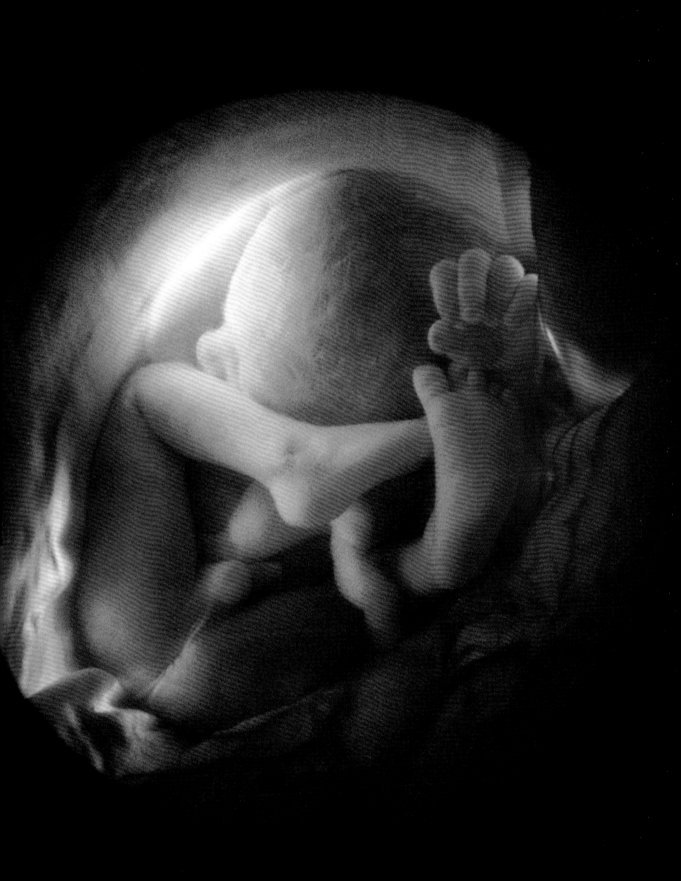

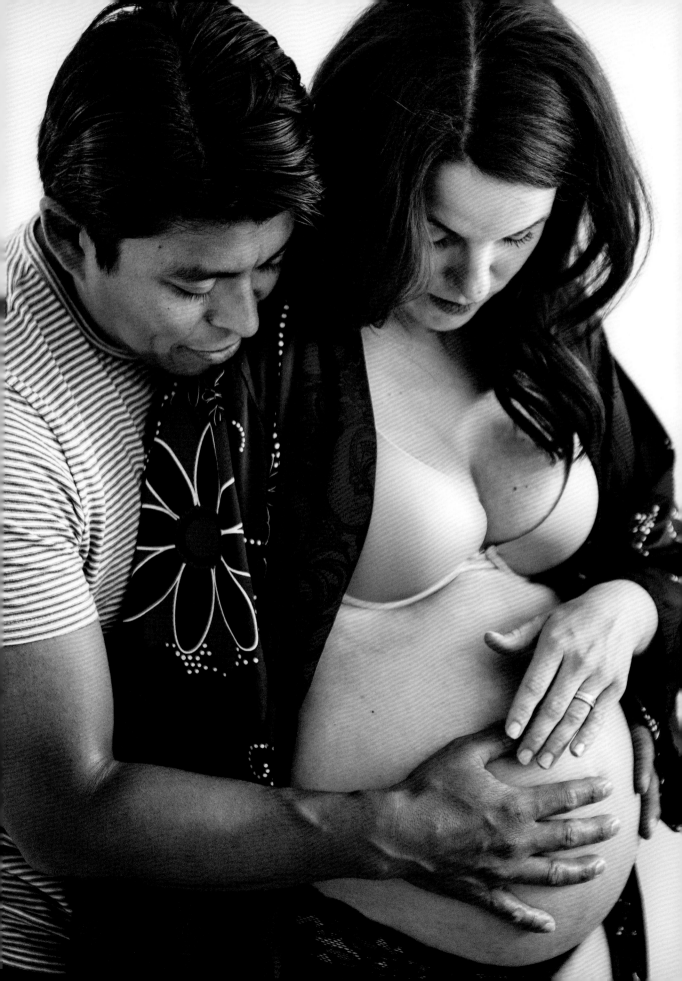

"卸货"的时候快要到了

妊娠阶段的最后几周，通常会让人感觉过得很慢。此时的胎儿已经入盆，从而使孕妇的腹部不再那么笨重，呼吸也变得更加顺畅，不过，除此之外，任何事情都令人不快，出现双腿刺痛是必然的；胎儿时不时会用力踢腿或者出拳；由于准妈妈的膀胱被增大的子宫压迫，她们不得不频繁跑去厕所。随着时间的推移，孕妇的身体变得有些肿胀，并且对热更加敏感，特别是脚和手指。她们不停地出汗，由于挺着一个大肚子，无论采取什么样的体位，都很难睡得安稳。目前，医务人员通常会建议孕妇，在妊娠的最后几周，选择左侧卧位入睡。

从孕 29 周开始，准妈妈需要每隔 1 周就接受 1 次产前检查。在产前检查的时候，医生或者助产士会给孕妇测量血压，留取尿液样品进行化验。他们还会监测胎心，并对准妈妈的腹部进行测量。测量结果将会标记在正常值曲线上，以此分析胎儿的生长发育是否正常。

在这个阶段，孕妇通常会有很多问题，例如我还要等待多长时间才能分娩？如果到了预产期还毫无动静，能不能诱导分娩？如果没有按时出生，胎儿会不会有危险？此时，预约产科医生或者助产士进行咨询有助于准父母获得必要的指导，能够使他们安心，这是非常必要的。

通过回答准父母的问题，帮助他们为分娩做好准备，是产科医生或者助产士诸多工作内容中的一部分。产科医生或者助产士可以向准妈妈传授放松技术；告知她的伴侣，在分娩的过程中如何提供支持。为准父母树立信心也是非常重要的，使他们相信自己的能力，将有助于分娩的顺利进行。准父母还可以参加产前课程。

准父母还需要学习正常的分娩过程是什么样子；如何进行母乳喂养；产后的第一天和第一周将会出现什么情况。为分娩没有按期启动提前做些准备也是一个好主意。每一个准妈妈都有可能需要接受紧急剖宫产，即使她的情况符合阴道分娩的全部条件也是如此。

准父母在预产期到来之前的 1~2 个月，到医院的妇产科或者生育中心参观是个不错的选择。在分娩前了解尽可能多的信息有助于让大多数准父母放心。另外，对于第一次做父母的夫妻来说，这样做还能够让他们真正

< 大部分孕妇在妊娠后期会偶尔出现子宫收缩。收缩的时候子宫变硬，就像是一个球一样，随后放松。这种无痛性的子宫收缩又被称为布拉克斯通·希克斯收缩。与初次怀孕的准妈妈相比，这种子宫收缩在曾经有过生产经历的孕妇中更常见。

（见 158~159 页）现在已经非常明确，如果准父母能够一起接受产前咨询，参加产前课程是有好处的。

157

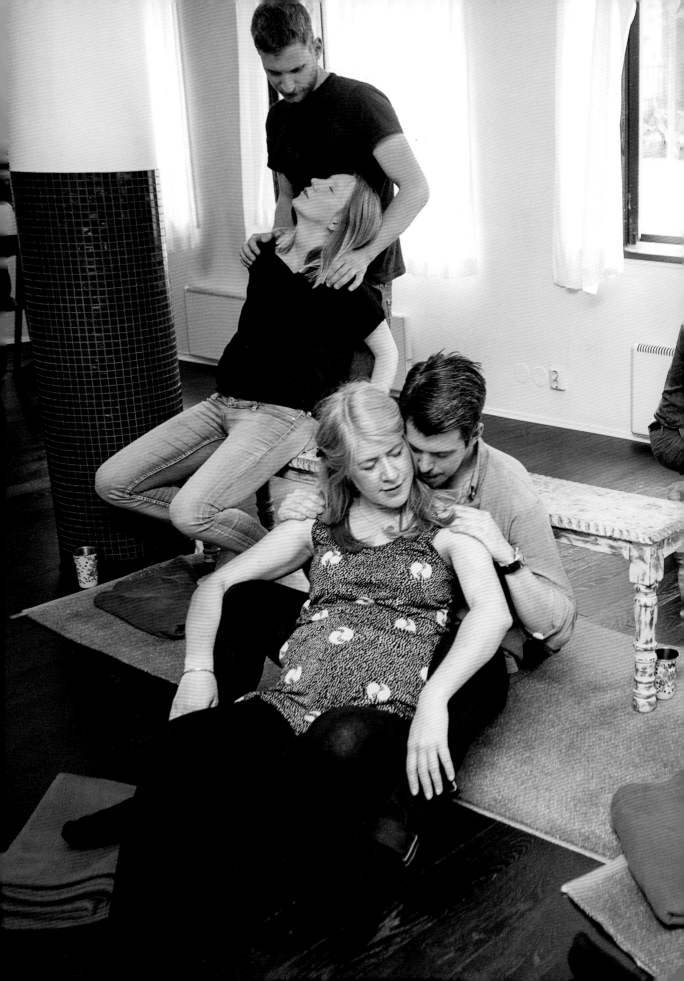

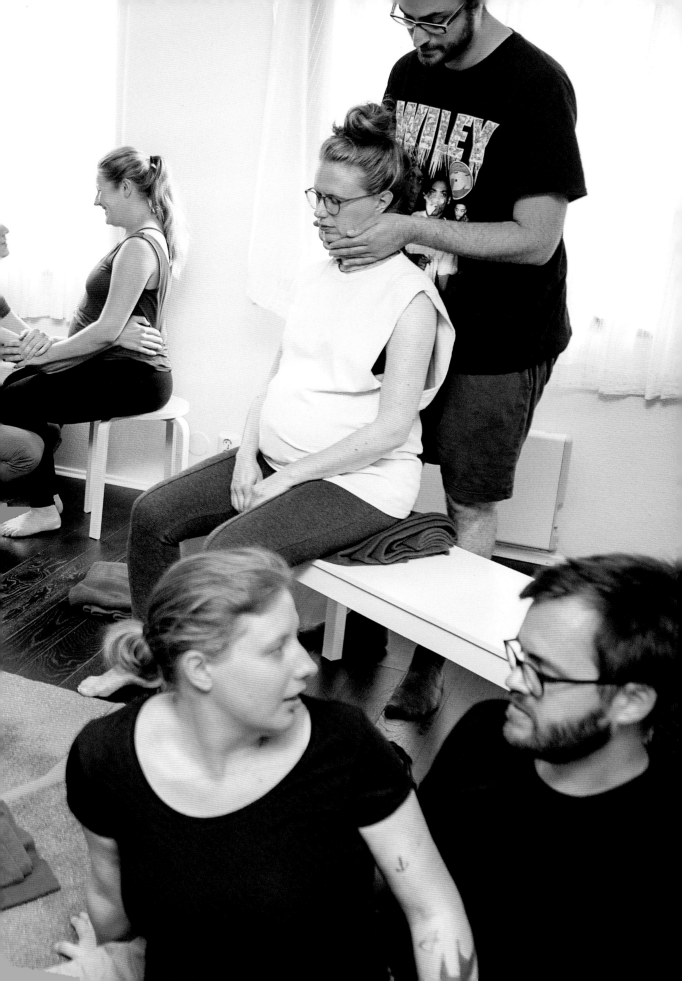

意识到，自己即将成为爸爸、妈妈，而他们参观的地方也正是自己的孩子将要出生的地方。

现今的很多国家，丈夫陪伴妻子分娩，一同迎接孩子的降生是一件很自然的事情。对绝大部分孕妇来说，伴侣在产房里的陪伴，无论是在精神还是肉体上，都是强有力的支持。它还可以赋予夫妻一种强烈的归属感，增强两者之间的联系，帮助他们开启作为父母的新生活。在今后的生活中，很多夫妻都会回忆起两人一起迎接孩子出生的过程，并把它看作是生命中奇妙的经历之一。不过，女性的分娩过程有的时候也会充满压力，特别是分娩时间过长或者出现并发症的时候。为此，有些夫妻会提前雇佣一名专业的"分娩陪伴"，也被称为"产妇陪护"，为他们在整个分娩过程中提供支持。

除非因为紧急情况，产妇需要全身麻醉，否则的话，在剖宫产手术的过程中，通常也会允许丈夫进入手术室陪伴产妇。这样做可以为父母提供机会，一起见证宝宝的出生，就像是阴道分娩一样。当代的医务工作者都接受过充分的训练，能够为产妇一家提供照顾。他们也都非常清楚，父母双方共同参与孩子的出生过程是多么重要。

与阴道分娩一样，在剖宫产手术之后，也会留出时间，让新生儿与父母进行第一次皮肤与皮肤的接触。这种亲密的接触非常重要。新生儿还会首次接受母乳喂养。

双胞胎的父母常常会对分娩产生更多的焦虑。即使准妈妈得到了足够的休息，并且根据建议进行了充分准备，绝大部分双胞胎还是会提前差不多 3 周时间出生。对双胞胎来说，医生很少会在孕 38 周的时候诱导分娩。原因非常简单，到了这个时候，子宫里没有足够的空间。与此同时，胎盘（通常是两个胎盘），也已经无法为两个宝宝提供足够的氧气和营养物质。新出生的双胞胎，体重平均不超过 2.5 千克，明显低于单胎的 3.5 千克。通常情况下，双胞胎经过阴道分娩会增加出现意外的风险。不过，既往曾经有过经阴道顺产经历的准妈妈，也有机会经阴道分娩双胞胎。所有双胞胎的出生都应该提前计划并给予额外的监护。近年来，在美国，仅仅是为了安全，就有越来越多的孕妇接受剖宫产手术。实际上，如果没有出现意料之外的并发症，无论是产妇还是新生儿，经阴道分娩都是更好的选择。

> 在妊娠阶段的最后 1 个月，孕妇每周都需要接受 1 次产前检查。对大部分准妈妈来说，称量体重变成了日常生活的一部分。

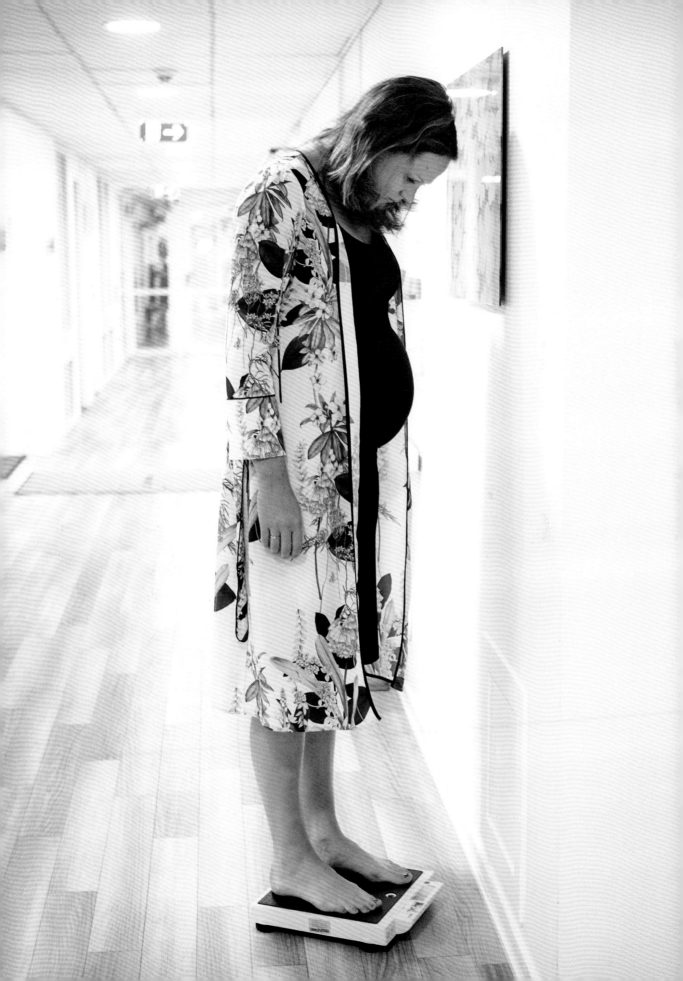

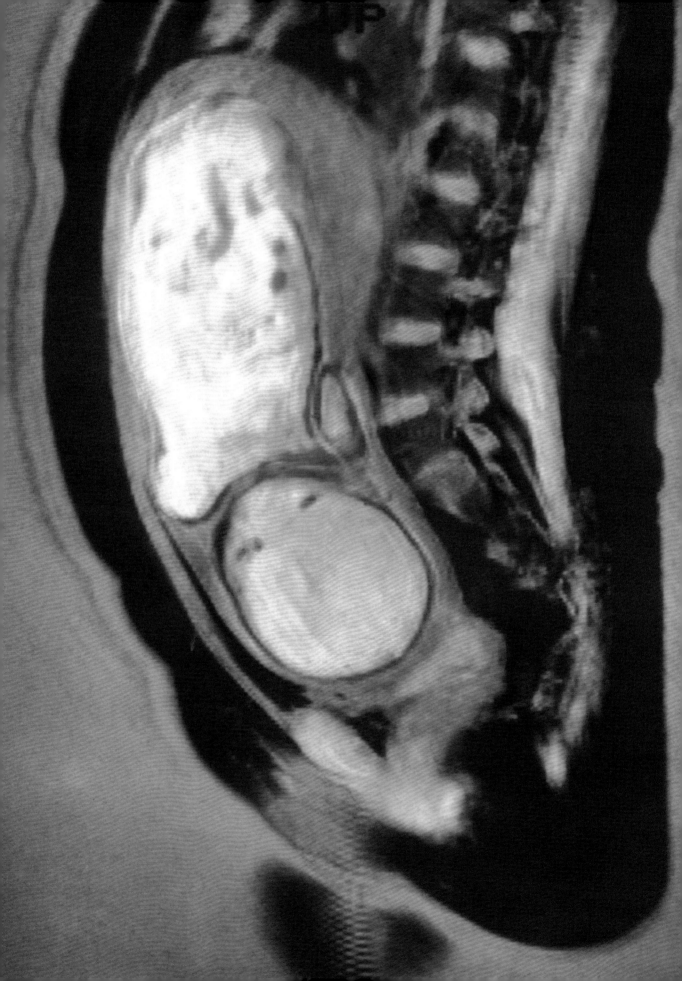

预产期已过

很多准妈妈都发现，在妊娠阶段可能会出现的各种问题中，预产期过了还没有分娩差不多是最难对付的。她们会觉得自己的胃沉甸甸的，非常不舒服，还经常会出现焦躁不安的情绪，即使这样，还要时不时地应对来自其他亲属的询问，包括祖父母在内。这些家属也处于焦虑之中。尽管如此，全世界的产科专家几乎都赞成，在选择接生时机的问题上，谨慎一些是最明智的。这是因为，那些要求在子宫里停留更长时间的宝宝，通常都有很好的理由。

人类曾经尝试使用多种偏方来刺激分娩的发动，如刺激乳头、上下楼梯。到了孕42周之后，胎盘将无法为持续发育的宝宝提供足够的营养。因此，孕42周是人工催产的时间节点。如果分娩一直无法自行启动，通常会在孕42周临近之前催产。除此之外，还有一个原因需要人工催产，那就是孕妇已经破水但是并没有开始宫缩。

一旦决定要进行催产，孕妇就需要就医，由医生或者助产士根据宫颈的成熟度选择催产的最佳方式。宫颈成熟度的评估用10分制表示，数值越小，诱导分娩启动需要的时间越长。

目前，常常利用激素或者机械手段来催产，也可以两者联合使用。其中的激素包括催产素及各种类型的前列腺素。催产素的作用是刺激子宫收缩，而前列腺素能够软化宫颈，为分娩做准备。利用机械手段催产的方法有几种，其中之一是将气囊导管插入宫颈。另外一种方法是所谓的人工破膜或人工破水。在进行这项操作的时候，医生或者助产士将一根手指伸入宫颈，轻轻移动，从子宫壁剥离羊膜囊。这个过程将会刺激前列腺素的局部释放，与此同时促使宫颈开放。如果在此之前孕妇还没有破水，最后还需要刺破羊膜囊。一旦人工催产未能成功，就需要进行剖宫产手术。至于剖宫产手术之前的观察时间，需要依据具体情况，由医生和准父母共同商议决定。

< 有的时候，小宝宝不太愿意面对外面的世界，即使预产期到来也毫无反应。出现这种情况的时候，胎儿的脑袋刚刚进入母亲的盆腔入口，就停留在那里不再下移，而母亲的宫颈也一直不会扩张或者消失。这张图片是利用核磁共振（NMR）拍摄的。与X射线检查不同，这种方法对准妈妈和小宝宝毫无伤害。

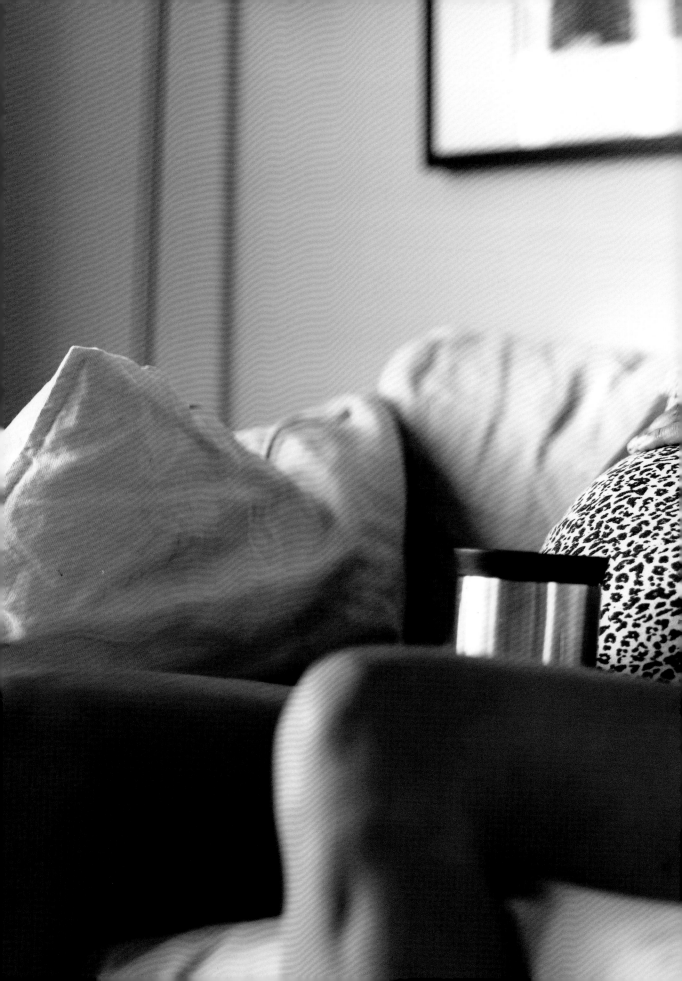

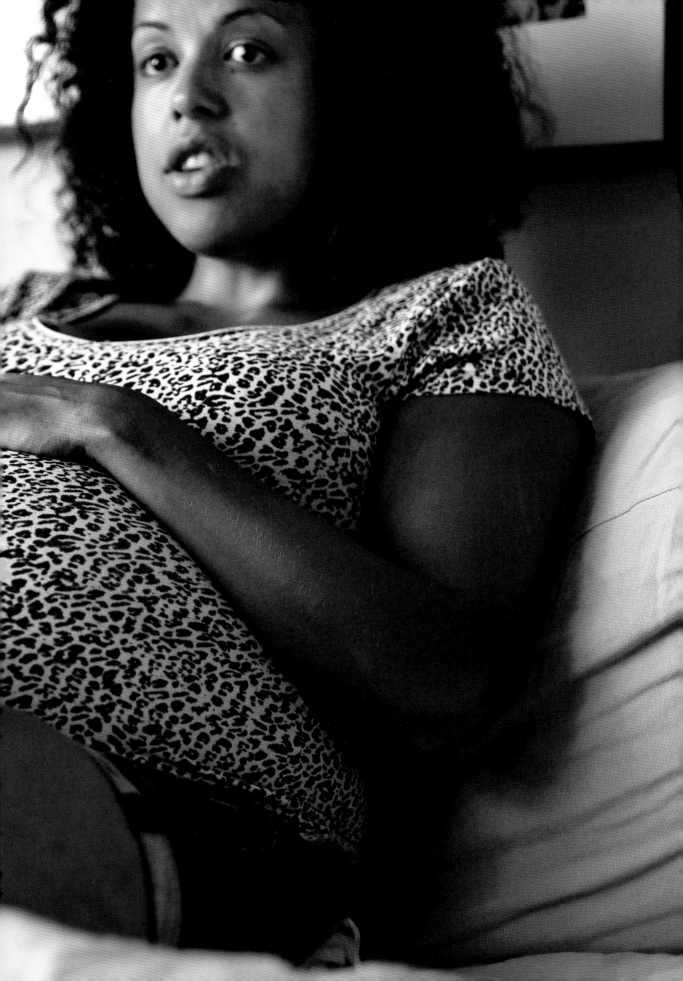

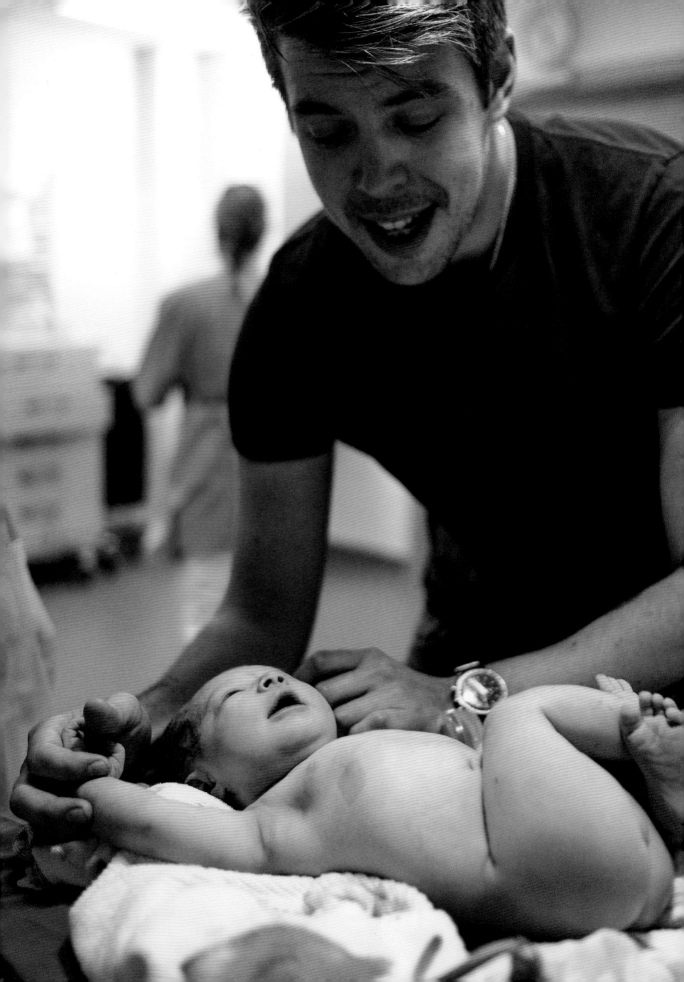

分娩，分娩！

　　等待了差不多 9 个月的时间，小宝宝马上就要降生，一切都会顺利吗？对父母双方来说，分娩，也就是子女的出生过程，是一种非常强烈的体验，无论是在身体上还是情感上，都是如此。对他们来说，整个分娩过程，甚至有可能是一生中最重要的经历。在脐带被切断，新生儿第一次独立呼吸的那一刻，喧嚣的世界仿佛彻底沉静了下来。每一次分娩，每一个新生儿的出生都是独一无二的，这种生命的奇迹每天都在上演。

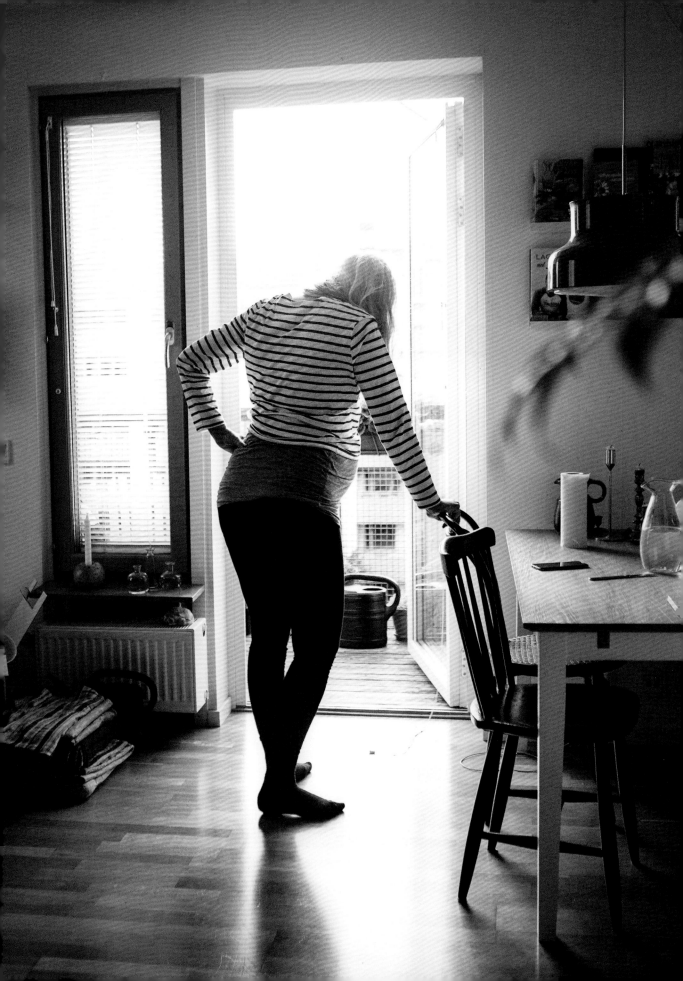

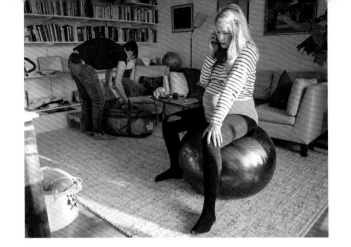

分娩的最初迹象

  过去了差不多 9 个月时间，不知不觉就到了预产期。在这个阶段，准父母每天都充满了期待，新生儿随时都有可能降生，怎么样才能知道具体的时间？分娩即将开始通常会表现出 3 种迹象：子宫规律收缩，破水，以及阴道出血。虽然出现这些迹象，并不是每次都意味着必须马上去医院，不过，准父母还是需要联系自己的医生，寻求进一步的指示。

  很多孕妇在妊娠后期都会经历子宫收缩，而当宫缩变得越来越频繁，一次次发作并且强度越来越大的时候，常常提示分娩马上就要开始了。正常情况下，宫颈长 3~4 厘米。此时，宫颈开始缩短变薄，并且逐渐打开。如果其他情况一切正常，而宫缩每隔 4 分钟就发作 1 次（对经产妇来说，每隔 5 分钟发作 1 次），准父母通常会被建议离开家，到医院或者生育中心待产。有的时候，宫缩在去医院的路上就停止了。在这种情况下，经过医生或者助产士检查之后，孕妇会被送回家继续等待。

  差不多有 10%~15% 的孕妇，分娩开始的最初迹象是羊水自阴道流出，这种情况也被称为破水。一旦出现这种情况，孕妇就需要去医院，由专业人员检查羊水的颜色。如果羊水是绿色的，并且含有胎粪成分，常常提示胎儿在子宫里的情况不算太好，不过这个结论并不是绝对的。有的时候，宫颈黏液栓会溶解，经过阴道排出较多液体，此时常常会使孕妇误认为是破水。破水出现之后，需要利用胎儿监护仪监测胎儿的心率。与此同时，准妈妈也需要接受检查，包括体温测量。这项检查的目的是排除感染。如

< 孕妇有可能会感觉到，宫缩发作越来越频繁，由此导致腰背部出现钝痛。出现这种情况就说明到了给医院拨打电话的时候，需要询问是否应该办理入院手续了。

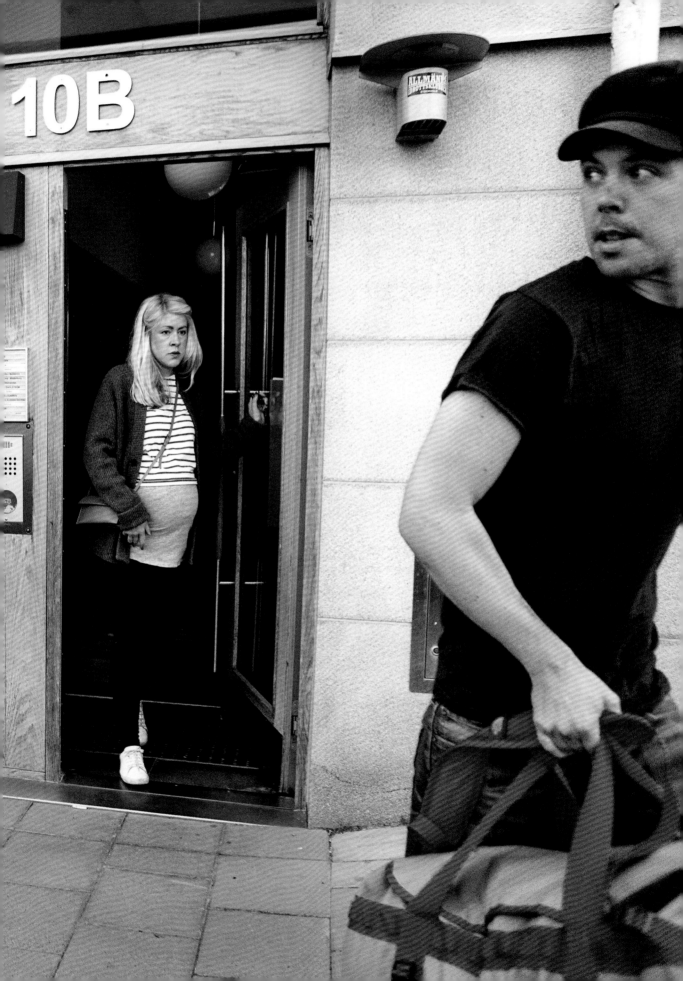

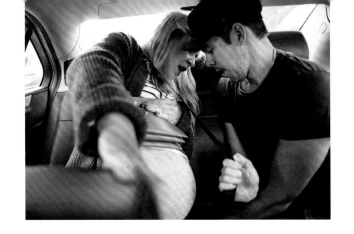

果一切正常，孕妇会被送回家，等待宫缩开始。如果宫缩在 24~48 小时后还没有启动，通常需要医生人工催产。

如果孕妇在这个阶段出现阴道出血，需要联系自己的医生，寻求进一步的指示。阴道少量出血是非常常见的。这些血液可能来自阴道的黏膜，也可能来自在分娩之前变得更软、更薄，且已经开始扩张的宫颈。在妊娠的过程中，堵塞宫颈管的黏液栓通常混有血液。在假性宫缩发作的时候，黏液栓松弛脱落，也会表现出阴道出血。这种情况常常出现在分娩真正开始之前的几天。性交也会导致阴道出血。阴道大量出血是导致孕妇急诊入院的原因之一，常常提示部分胎盘从子宫内膜上剥离。一旦出现这种情况会威胁胎儿的氧气及营养物质供应。

绝大部分胎儿都会在孕 38 周至孕 42 周的某一天出生。宫缩的发动由多种不同的因素掌控。这些因素在孕妇体内相互影响，其中激素发挥着重要作用。在整个妊娠阶段，胎盘持续积累孕酮，积累量逐月递增。孕酮具有多种作用，其中之一是确保子宫肌层维持松弛状态。孕妇体内还会合成其他的激素发挥相反的作用，特别是催产素和前列腺素。在分娩的启动过程中，孕妇血液中的孕酮减少，从而使促进子宫收缩的激素处于优势地位。不过，时至今日，人们依然没有真正了解，在孕 40 周左右的某一天，导致分娩启动的确切原因。

< 现在，对绝大部分孕妇来说，医生们都知道，她们应该在什么时候去医院。不过，不确定因素常常会导致其中的一部分孕妇比实际需要早几天入院。别紧张，几乎没有什么情况要求孕妇非常急迫地赶到医院。

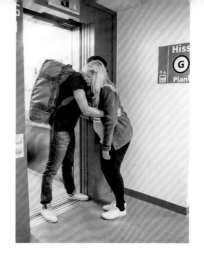

医院里的时光

抵达医院之后，家人需要花一点时间办理入院手续，孕妇则进行血压测量和尿液分析。医务人员还要检查胎儿在子宫里的位置，利用设备监测胎儿的心率及宫缩的频率。这两项监测将会持续20~40分钟。完成之后设备将会被移除。在这个过程中，准父母很可能会向医务人员提出自己的各种顾虑和要求，有的准父母甚至会把这些顾虑和要求记录下来，写成一封信，在分娩之前交给医生或者助产士。

接下来的步骤常常是阴道检查。通过这项检查，准父母和医务人员可以知道分娩的进展情况。当然了，让准妈妈自己决定什么时候进行这项检查是非常重要的。

分娩开始之后，产妇首先进入产程的第一阶段，也就是宫颈扩张阶段。宫颈扩张阶段又可以分为潜伏期和活跃期。在活跃期，宫缩变得更加强烈，每次宫缩的持续时间也有所延长，为60~90秒，由此导致更加明显的疼痛。与此同时，宫缩发作更加频繁，直到间隔缩短到2分钟左右。在这个阶段，宫颈以每小时0.5~1厘米的平均速度扩张，最终达到10厘米，这种情况被称为宫口开全。此时，盆腔中的胎儿头部下降，经过坐骨棘（是盆腔最狭窄部位的两个骨性突起），以旋转的方式，朝着盆壁的方向继续向下移动。在产程第一阶段的后期，宫缩会更加强烈，也会更痛，破水也经常会在此时发生。

产程的第一阶段有可能是非常艰难的。此时，伴侣、医生或者助产士为孕妇提供鼓励和赞扬至关重要。在这个阶段，为了保持体力，几乎每名孕妇都需要饮水，吃一些零食。有些孕妇需要在辅助下变换体位，还有些

产程

产程的第一阶段，也被称为宫颈扩张阶段，从潜伏期开始。潜伏期通常将会持续18~20小时。此时，绝大多数孕妇可以待在家里休息、放松。一旦产妇的情况符合3条标准之中的2条，就说明进入了产程第一阶段的活跃期：宫颈完全消失，宫口扩张至1厘米；破水；出现伴有疼痛的宫缩。产程的第二阶段是胎儿娩出阶段，可以分为被动期和活跃期。在被动期，胎儿下降并进入产道。在活跃期，产妇向下用力，娩出胎儿。产程的第三阶段也是最后一个阶段，在这个阶段将会娩出胎盘。

> 在产程的第一阶段，接受配偶放松性质的按摩或抚摩，可以让产妇更加舒适。当然了，还有其他的方法可以做到这一点。

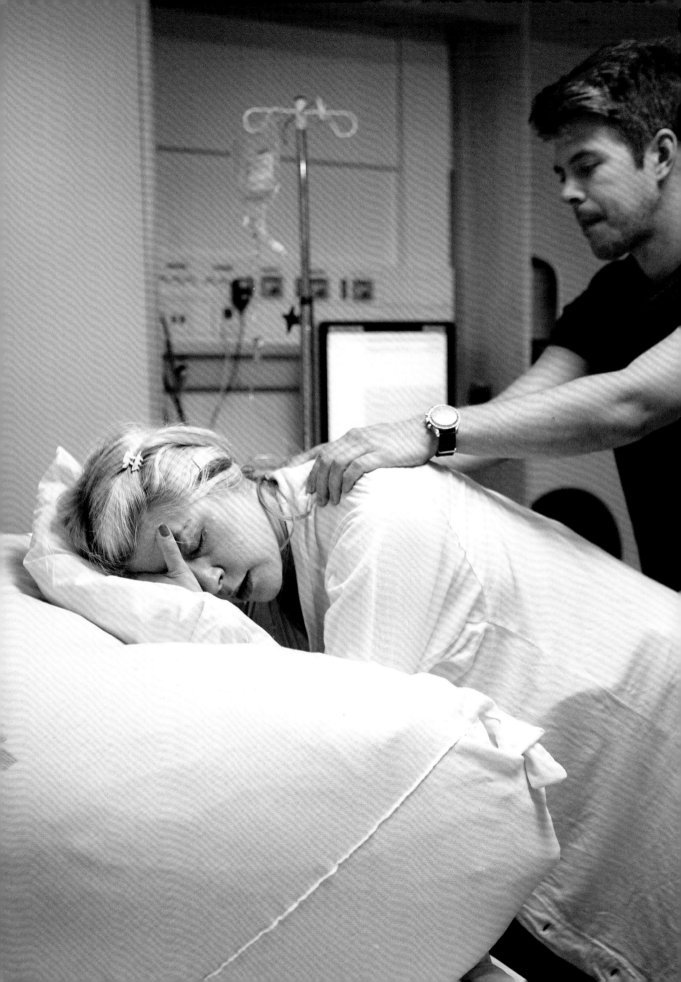

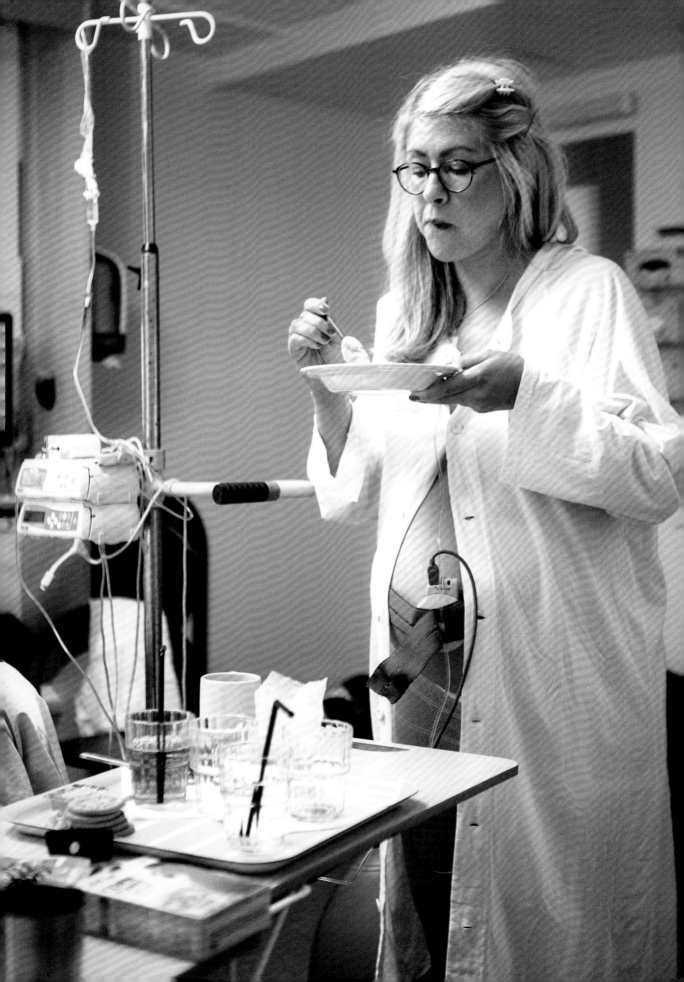

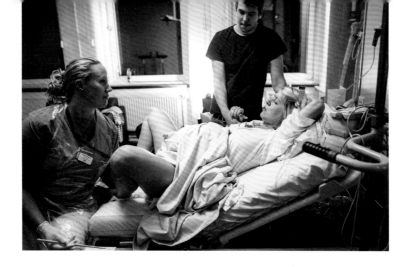

助产士正在进行检查，借此了解胎儿在产道内的下降程度，同时还要
判断宫口已经扩张到多少厘米

孕妇会要求泡澡、淋浴、按摩，或者在各种疼痛处理技术的帮助下缓解疼痛。

100 多年以前，新生儿都是在家里出生，出生的方式多种多样，而在分娩的时候，妈妈们的体位也是各不相同。而在当今社会，发达国家的绝大部分婴儿都是在医院出生，这是因为在医院里更容易对分娩的进程、胎儿的心脏功能，以及胎儿的确切体位进行监控。人们都认为，这样会更加安全。在这种情况下，孕妇更倾向于躺在床上，半卧位待产。而在最近几年，即使是在医院，趋势也发生了变化，在分娩体位的选择上给予产妇更大的自由。尽管如此，从孕妇和孩子的角度来说，什么样的分娩方式是最安全、最不痛苦，以及最自然的，各种观点之间仍然存在分歧。

如果分娩的过程一切正常，在产妇需要的情况下，医务人员差不多每隔 3 个小时都会进行一次阴道检查，用来评估分娩进程。如果产妇的宫缩没有效果，导致产程延长，为了帮助分娩顺利进行，常常需要静脉给予催产素。

在分娩的过程中，每一次宫缩都会临时阻断子宫壁的血液循环，导致胎儿只能依靠原本储存在胎盘里的氧气。通常情况下，这种情况并不会对胎儿造成威胁。胎儿拥有应对出生时压力的惊人能力。胎儿的肾上腺此时会分泌出大量的肾上腺素和去甲肾上腺素。这两种激素进入血液循环后会促使心脏加速跳动，增强心脏的泵血能力。

在人类的一生中，除了降生的过程，再也没有哪个时间会有这么多的应激激素迅速进入血液。由此产生的后果就是改善大脑的血流，增加氧气

只有在产妇许可的情况下，医生或者助产士才可以进行阴道检查。这项检查可以提供有关分娩进展的重要信息。

< 产程的第一阶段常常给人一种十分漫长的感觉。在宫缩的间歇期，站起来走一走能让产妇感觉好一些，还可以提高分娩的效率。在这个阶段，吃一点东西，喝点水也是一个好主意。饮食带来的能量很快就会派上用场。

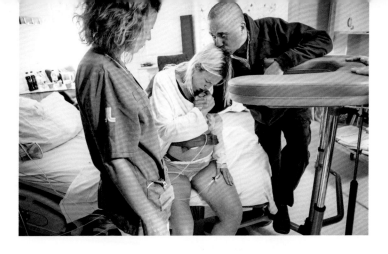

在分娩的过程中，准爸爸、医生，以及助产士都发挥着重要作用。他们会从精神和身体上为产妇提供支持，而这些支持是至关重要的

和营养物质供应。出生的过程真是一项伟大的壮举。

在分娩的过程中，通常会利用外置的胎儿监护设备反复监测胎儿的心率变化。这种监测将会一直持续到新生儿出生。除了外置的超声波设备，放置在胎儿头部的头皮电极也可以起到相同的作用。胎儿的心率偶尔出现减慢现象是正常的，特别是在分娩后期发生宫缩的时候。不过，在正常的情况下，胎儿的氧气供应很快就会恢复，与此同时心率也将恢复正常。放置在准妈妈肚子上的超声波换能器还可以记录宫缩的频率。

如果胎儿的心率模式出现变化，有可能需要调整治疗方案。改变产妇的体位，调整为左侧卧位是一个好办法。如果正在使用催产素促进宫缩，有可能需要减少剂量，还有可能需要加用子宫松弛剂来降低宫缩对胎儿的压力。医生从胎儿的头部抽几滴血，就可以准确了解它的需氧量。因为血液中的乳酸浓度能够很好地评定体内的氧合水平。

一旦宫口全开，分娩的第二阶段就开始了。这个阶段又被称为胎儿娩出阶段，还可以进一步分为被动期和活跃期。被动期又被称为下降期，从宫口全开开始，直到胎儿的头部抵达盆壁结束。这个阶段通常需要花费2小时的时间。被动期对准妈妈的忍耐力是个考验，不过一旦完成，小宝宝马上就要出生了。此后，第二产程的活跃期开始。此时的产妇需要开始用力，直到宝宝出生。这个阶段将会花费1小时的时间，经产妇通常会更快一些。

通常情况下，在分娩的过程中，产妇每隔30~40分钟调整一下体位也是一个好主意。当她发现站起来有困难的时候，可以利用助行器。

> 当宫缩间隔缩短到几分钟的时候，通常会伴有剧烈的疼痛。

（178~179页图）吸入一氧化二氮（旧称笑气）可以缓解疼痛。在疼痛管理的各种方法中，吸入一氧化二氮允许产妇自行决定剂量。（在中国，产妇分娩不会使用一氧化二氮。——编者注）

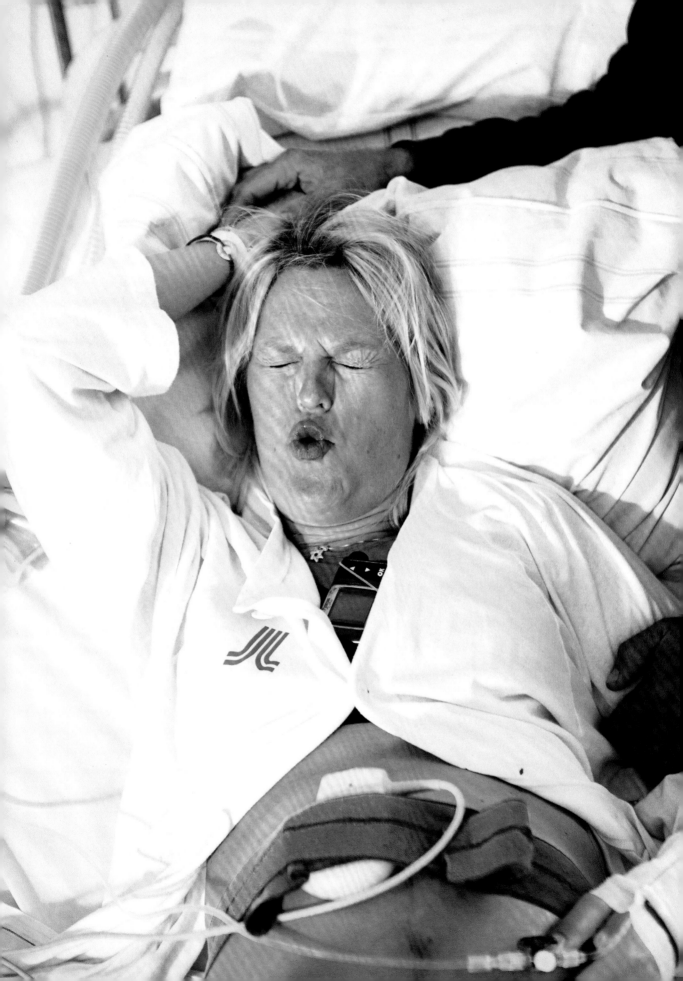

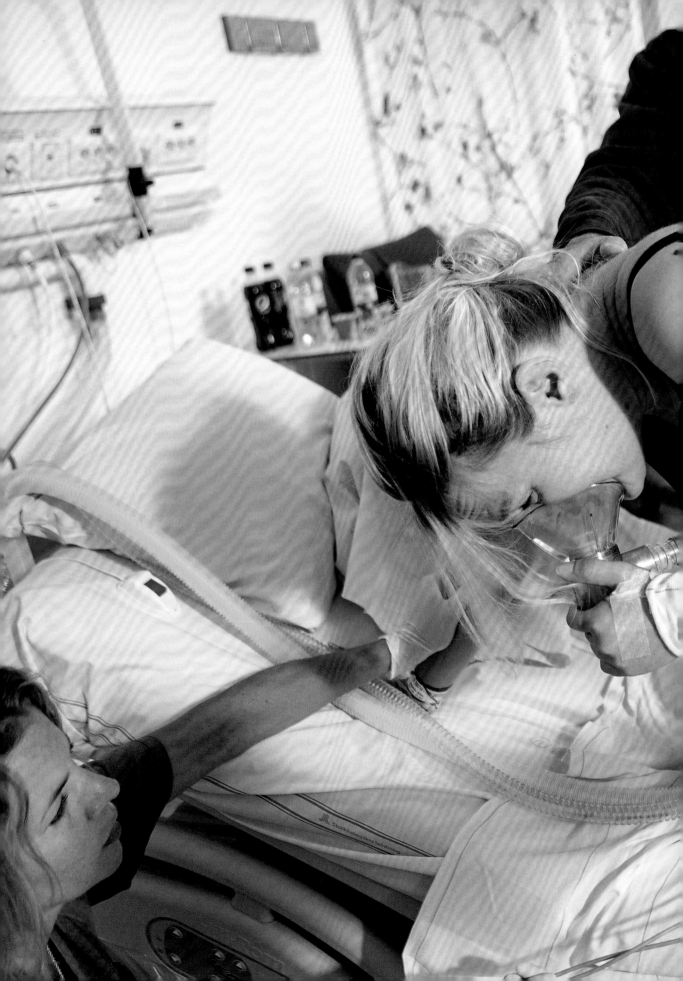

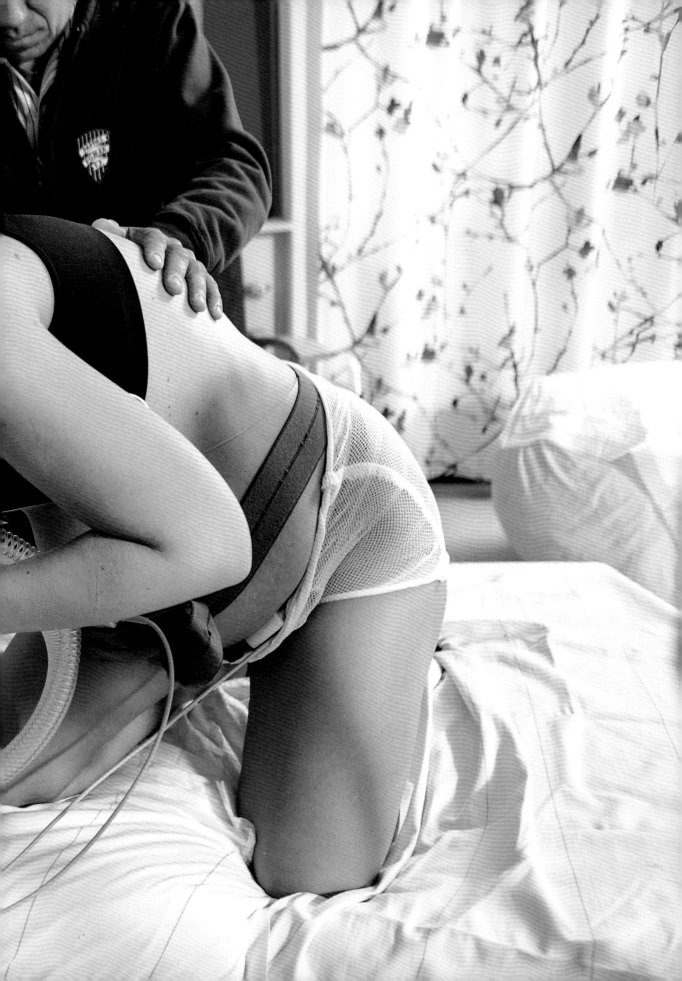

产前阵痛

  很久以前，人们就已经知道，分娩与疼痛之间存在密不可分的联系。不过，由分娩带来的疼痛非常特殊，与其他任何一种类型的疼痛都有所不同。除此以外，这种"产痛"所带来的结果，是一个属于自己的、独一无二的宝宝。因此，绝大部分女性在分娩之后，很快就会遗忘她们经历的痛苦。长久以来，随着产科护理技术的进步，现在我们已经拥有了各种各样的方法可以有效缓解产妇的疼痛。当然了，产妇们还是应该意识到，截至目前，世界上还没有哪个国家能够达到在分娩的过程中，完全没有疼痛。这一点非常重要，提前为将要出现的疼痛做些准备是一个好主意。

  疼痛体验具有非常大的个体差异。因此，对每个产妇来说，为她们提供护理不能一概而论，需要满足每个人的需求。通常情况下，人们在恐惧的时候，会对疼痛更加敏感。这也就造成了，为产妇提供足够的信息了解在分娩的每个阶段将会有什么样的情况出现，成了一件至关重要的事情。现在，我们已经拥有的强有力的证据显示，产妇持续从助产士或者其他陪护人员那里获得支持，能够明显改善分娩体验；与无法获得相关支持的产妇相比，她们分娩所花费的时间更短，所需的止痛药物更少。与此同时，也更容易自然分娩，无需真空吸引器、产钳或者剖宫产手术的帮助。

> 硬膜外麻醉是缓解产前阵痛最有效的方法，通常需要麻醉师来实施。

180

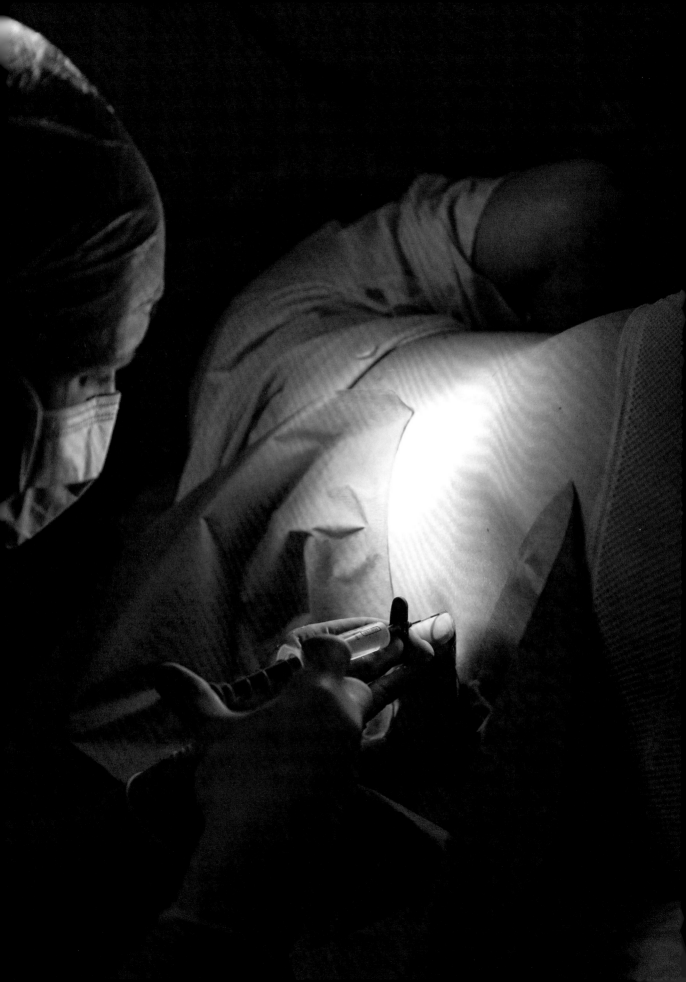

缓解疼痛的方法

对产科护理充满信心

恐惧与疼痛相伴相生。处于安全、友好而且专业的环境是缓解疼痛的有效方法。有证据显示，配偶的陪伴与参与，陪护人员提供的支持，都能够减少产妇对止痛药物的需求。

按摩与热疗

人类自古以来就会对产妇进行按摩及热疗。手部按摩具有良好的止痛效果。也有很多种热疗的方法可以抚慰产妇，让她们放松下来，譬如泡一个热水澡，或者用稍热一点的水淋浴，都有助于缓解疼痛。

皮下注射无菌水溶液及经皮电神经刺激（TNS）

皮下注射少量无菌水溶液，或者通过皮肤进行细微的震荡，也就是给予所谓的经皮电神经刺激（TNS）可以刺激内啡肽系统（内啡肽是人体自身拥有的止痛剂），在止痛的同时还没有不良反应。

针灸

在某些医院的产科，还会将针刺入特定的压力点。这种中医针灸疗法是另外一种缓解疼痛的途径。近年来，对中医针灸疗法持有怀疑态度的人越来越少，很多产妇都证明了这种方法的有效性。

止痛药物

泰诺是一种止痛药物，其中的有效成分是对乙酰氨基酚。这种药物常常在产程第一阶段的潜伏期使用，也经常被用来缓解产后由于子宫复旧带来的疼痛。在分娩的过程中，一般不会使用阿司匹林，因为这种药物会增加出血的风险。如果需要，在医院里还有更加强效的止痛药物。

吗啡及其他阿片类药物

这种类型的药物也被称为麻醉剂，作用于中枢神经系统，在止痛的同时还具有镇静的效果。不过，对宫缩产生的疼痛，效果并不是特别理想。这些药物可以通过注射或者口服的方式给药，也常常用在产程第一阶段的潜伏期，主要是为了让产妇放松，尽可能休息。这类药物也可以用来缓解剖宫产手术之后的疼痛。

以往人们认为，这种类型的药物可以有效缓解分娩时的疼痛。这种观念现在已经改变。另外，无论是对产妇还是胎儿，这类药物都有一定的不良反应。研究结果显示，母亲接受吗啡类药物，会影响孩子的警觉性，降低胎儿的心脏功能，干扰产后母乳喂养。因此，在产妇分娩的过程中，现在已经较少使用此类药物。

一氧化二氮（笑气）

吸入由氧气和一氧化二氮组成的混合气体，是一种经典并且常见的止痛方法。不过，这种混合气体会产生类似醉酒的效果，对某些产妇来说，可能会由此导致焦虑。因此，在有的国家是禁用的。

硬膜外麻醉

硬膜外麻醉具有两方面的作用，一方面利用强效药物缓解疼痛；另一方面通过麻醉作用，阻止传导疼痛的神经冲动向大脑传递。

硬膜外麻醉对差不多97%的产妇来说，都是有效的。这种缓解疼痛的方法在产程的第一阶段，宫颈还没有充分扩张的时候效果最佳，一旦进入胎儿娩出阶段，效果就会有所下降。从宫颈扩张阶段一直到胎儿娩出阶段开始，产妇可以在任何时间点接受硬膜外麻醉。

硬膜外麻醉通常需要由麻醉师实施。在实施的过程中，整个医疗团队需要监控产妇的情况，其中包括血压、心率、呼吸，以及站立的能力。麻醉过度会影响产妇的血压和呼吸，同时受影响的还有运动的能力，这些

情况继而会对胎儿产生不利的影响。因此，在这个过程中，宝宝也需要利用胎儿监护设备进行持续的监测。

有的时候，硬膜外麻醉会延长胎儿的娩出阶段，也会导致必须借助真空吸引器或者产钳的帮助才能经阴道分娩。硬膜外麻醉所使用的药物还有可能诱发产妇瘙痒或者产后在较短的时间里出现排尿困难的症状。通常认为，这些药物对宝宝的影响很小。剖宫产手术后出现母乳喂养延迟的问题和硬膜外麻醉过程中使用的药物没有什么关系。

盆腔麻醉

盆壁组织的局部麻醉，也被称为阴部神经阻滞。这种缓解疼痛的方法常常用于两种情况：分娩必须借助真空吸引器或者产钳才能完成；需要进行会阴切开术或者需要缝合会阴。有的时候还会用到其他形式的局部麻醉。在进行局部麻醉的时候，可以通过喷洒、涂抹，以及直接注射的方式给药。

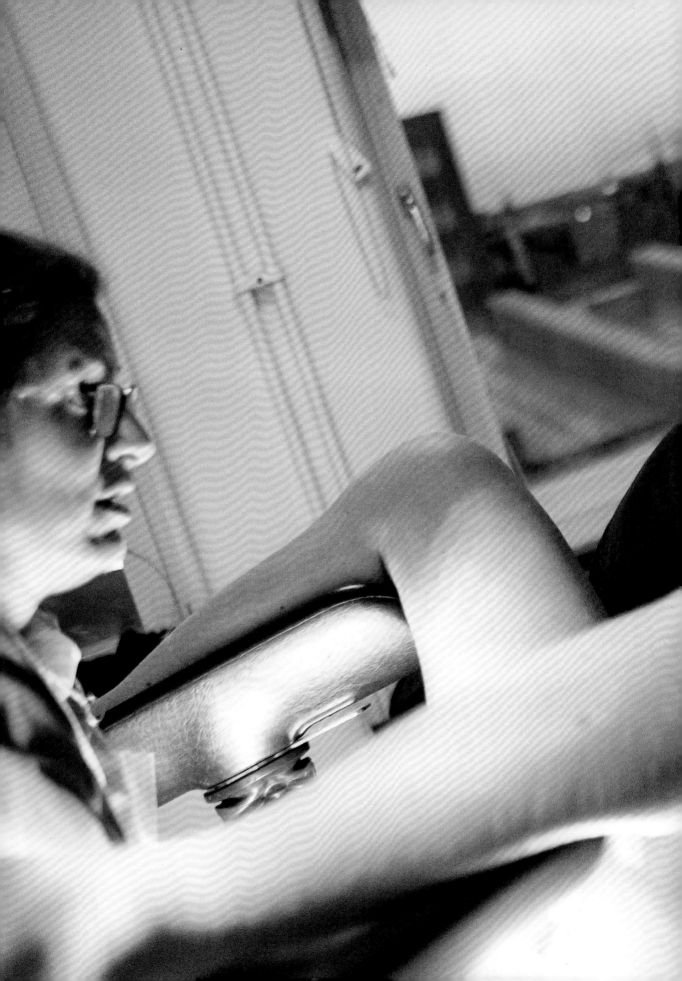

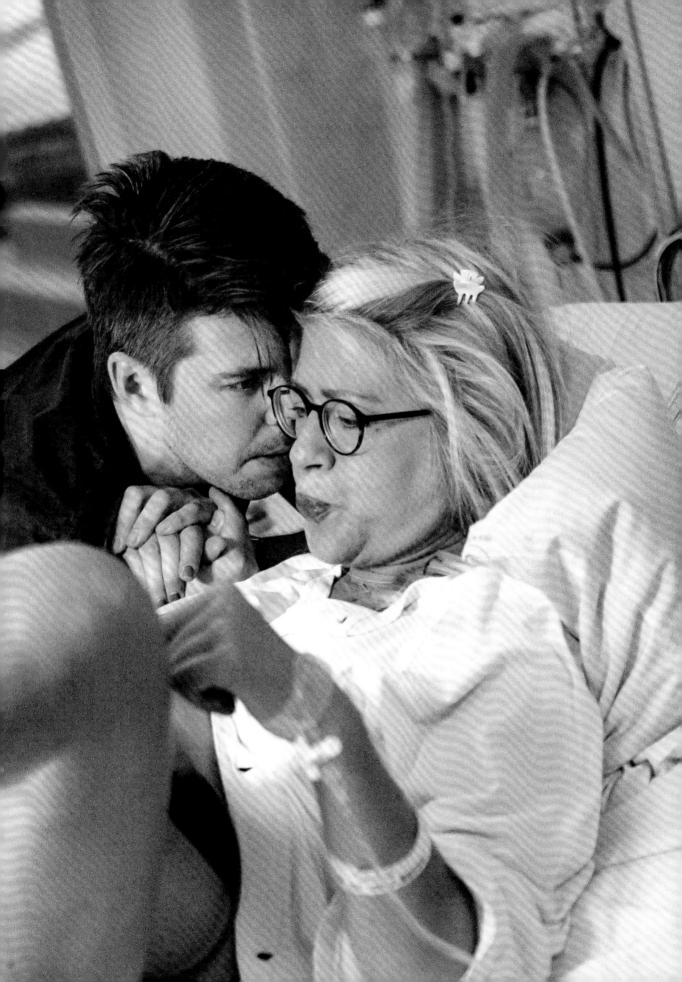

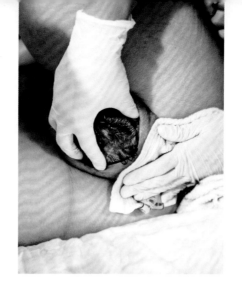

通过张开的阴道可以看见新生儿的头部

降生途中的宝宝

在产程第二阶段的活跃期，产妇会出现向下用力的急迫感。这种感觉从胎儿头部或者臀部，也许是首先出来的其他部位压迫盆壁开始，一直会持续到宝宝出生。与此同时，产妇还常常会感觉到直肠突然受压，这种情况也被称为分娩时屏气用力反射。在这个阶段，选择在宫缩发作，反射被激活的时候主动地屏气用力，而在宫缩间歇期进行深呼吸，使自己平静下来，尽可能放松是非常重要的。对某些产妇来说，出现分娩时屏气用力反射就意味着宝宝即将出生，是一种宽慰，而其他的产妇却认为在整个分娩过程中，这个阶段最为痛苦，反射的存在也让她们感到不舒服。

随着一次宫缩的结束，宝宝的头部显露了出来。在短暂间歇之后，伴随着下一次宫缩，肩膀也露了出来。这个过程有可能需要医生或者助产士的帮助。随后是宝宝身体的其他部分。有的时候，产妇几次有力的宫缩就可以将新生儿分娩出来。不过，在通常情况下，胎儿的娩出阶段并不是非常迅速，而需要持续一段时间，差不多几小时的样子。相比于经产妇来说，初产妇的时间更长，需要更多的耐心。在这个过程中，所有参与者，包括准妈妈、准爸爸、医生或者助产士，相互协作是至关重要的。产妇随着宫缩的节奏用力，但注意不要去强行用力分娩，这将有助于降低会阴撕裂的风险。而在宫缩的间歇期平静下来，尽可能放松，就为自己参与分娩的各种组织留出时间，用来充分伸展。

有的时候，利用金属或者类似橡胶材质的吸盘进行真空吸引会被用来加速分娩过程。吸盘放置在宝宝头部，在气泵的帮助下形成负压，在宫缩发作的时候，医生或者助产士沿着产道的方向，缓慢而有条不紊地进行拖拽，将新生儿娩出。利用这种技术分娩，宝宝在出生后常常留有吸盘的印记。不过，真空吸引技术通常被认为是安全的。使用产钳是另外一种可供选择的辅助方法。

在胎儿娩出阶段，有的产妇会选择坐位分娩，而有的产妇选择跪着。在这个问题上，没有哪种体具更具优势，因此也就没有绝对的规则。当胎儿马上就要降生的时候，产妇通常会意识到哪种体位最适合自己。

在胎儿娩出阶段，医生或者助产士利用某些操作或者方法来降低会阴撕裂的风险。

> 当宝宝头部显露出一部分的时候，助产士就可以握住宝宝的下巴，一旦把握好头部，宝宝身体的其他部位在几秒钟内就能够顺利娩出。从本图中我们还可以看到，在分娩过程中为了监测宝宝心率而放置在其头部的头皮电极。

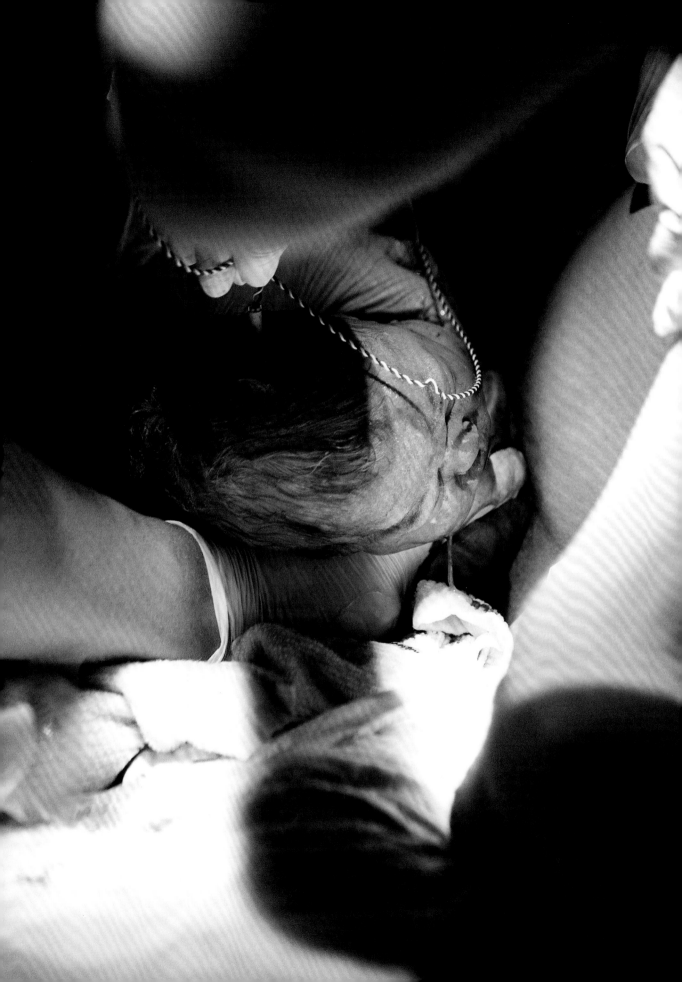

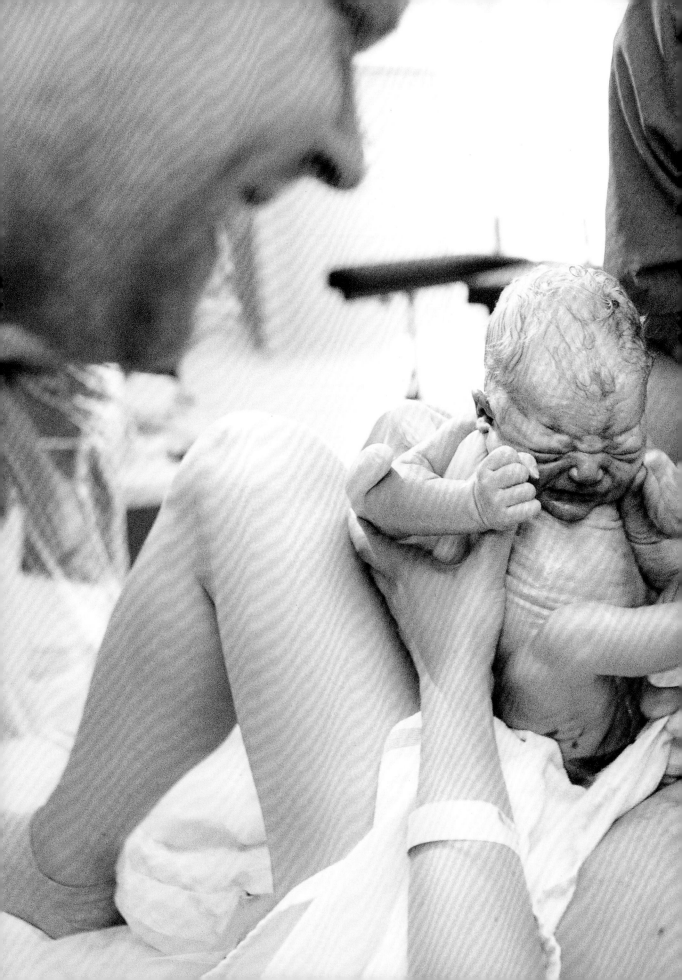

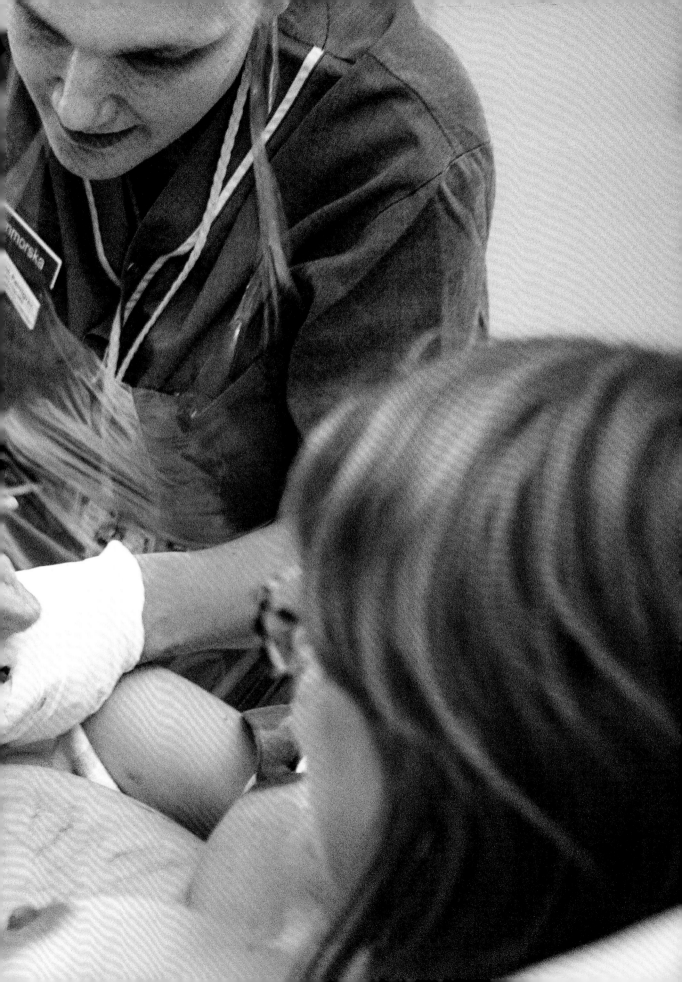

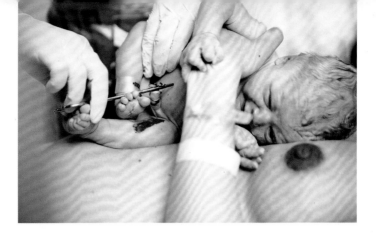

剪刀落下，切断了母子之间的纽带，在 9 个月的时间里，这条纽带曾经将妈妈和宝宝紧密连接在一起

欢迎来到新世界

在脐带被剪断结扎的那一刻，新生儿需要对自身进行重大调整。他 / 她在子宫里所做的全部准备工作都将接受测试。特别是肺脏，在子宫里一直没有发挥什么作用，而现在，考验的时刻到了。在出生之前，肺脏就开始为子宫外的生活做准备。在这个过程中，激素也会发挥重要作用，其中的肾上腺素能够减少液体在肺腔内的积聚。宝宝出生后的第一声啼哭，会将空气引入肺腔，随后的哭泣动作，以及咳嗽反射能够将留存在肺内的黏液排出。提示肺脏已经开始正常工作的体征包括：婴儿的皮肤变为粉红色，肌肉出现张力，以及哭泣变得越来越有力量，声音也越来越大。

刚一出生，医务人员就会对宝宝进行测试。这项测试被称为阿普加（Apgar）评分，即从新生儿皮肤颜色、心率、对刺激的反应、肌张力及呼吸表现等 5 方面打分，然后汇总并记录在病历中。最高分为 10 分，绝大部分新生儿的阿普加评分为 9~10 分。与此同时，还会从脐带中留取血液标本，用来检测新生儿体内的氧气水平。

尽管绝大部分母亲此时的注意力都集中在宝宝身上，但她的身体还需要继续完成分娩过程，娩出胎盘以及胎囊。这个过程将会花费数分钟至 1 小时。在胎儿娩出后不久，产妇会接受催产素注射，用来闭合胎盘里的血管，预防大出血。在这个过程中，新生儿在接受护理的同时还将会与母亲待在一起，这样做有助于母亲娩出胎盘。胎盘娩出之后，子宫将会逐渐回缩至怀孕前的大小。在这个过程中，产妇同样会感到疼痛，这种情况被称为产后痛。

胎盘娩出之后，产妇需要接受检查，了解在她的会阴区域或者两侧阴唇之间是否存在撕裂，以及其他类型的损伤。轻微的裂伤可以自愈，但是，如果撕裂比较严重，就需要缝合。

现在，在剪断脐带之前通常会等待几分钟，这样做可以让更多的血液从胎盘流入新生儿体内。胎盘内的血液富含铁离子，以及非常重要的干细胞。在新生儿未来的生活中，这些干细胞能够强化他们的免疫系统。

如果母亲允许，新生儿刚一出生就会常规接受维生素 K 注射。一旦宝宝存在出血的现象，维生素 K 有助于血液凝固。对新生儿进行药物注射要尽可能早一些，这是因为刚出生的宝宝对疼痛的敏感性较低。

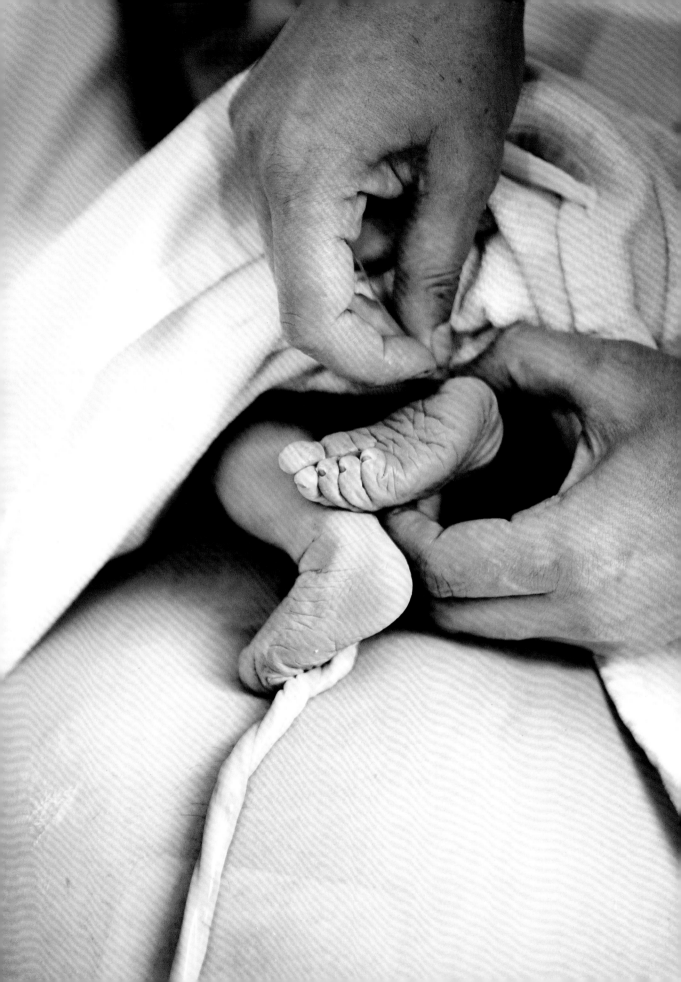

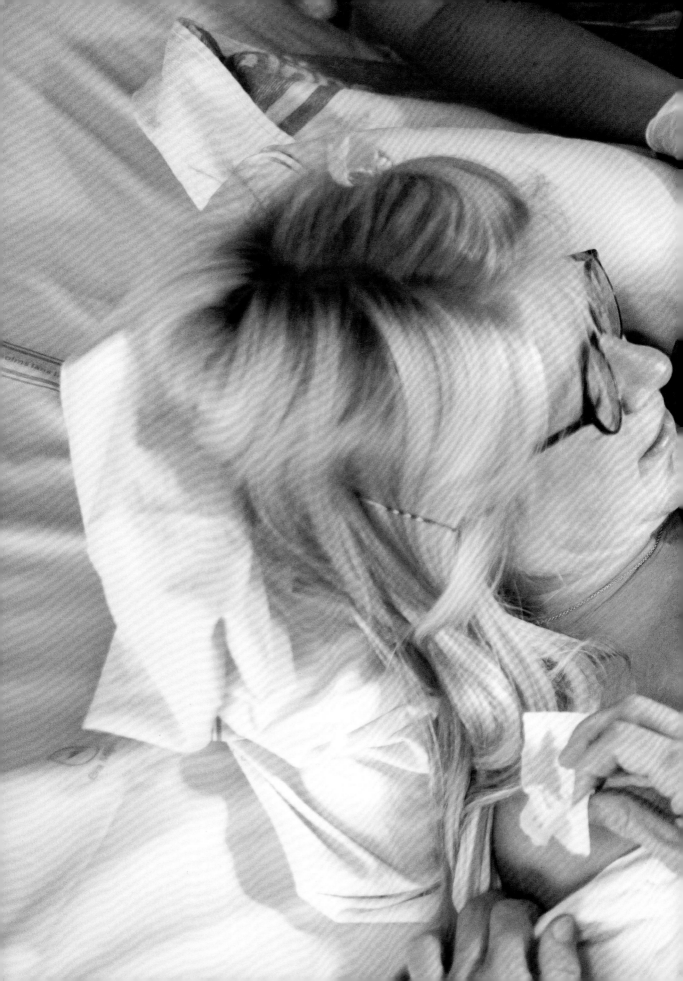

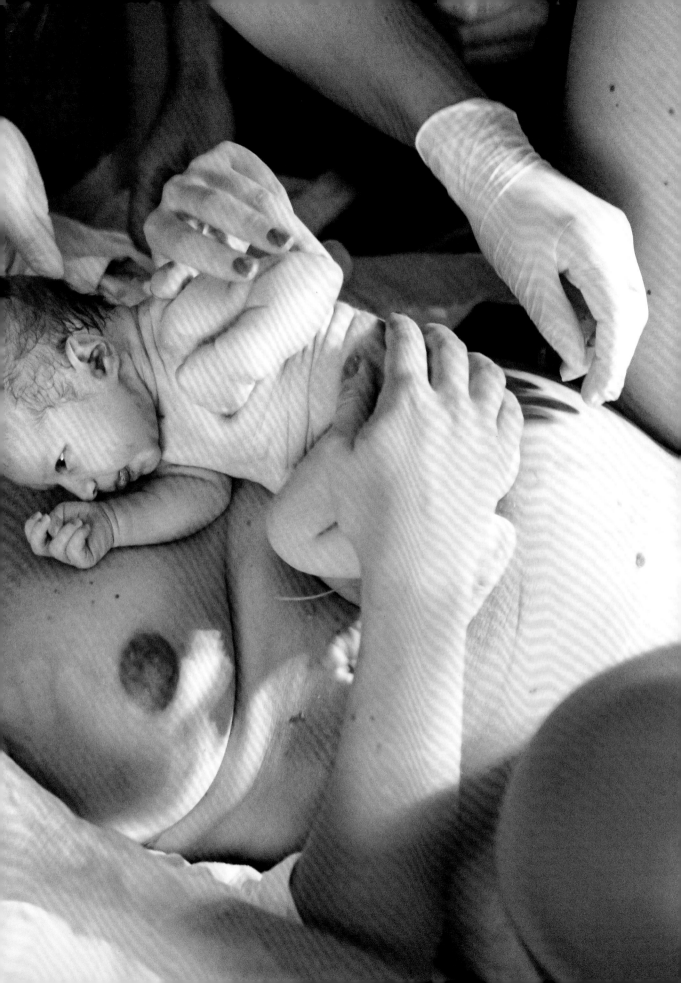

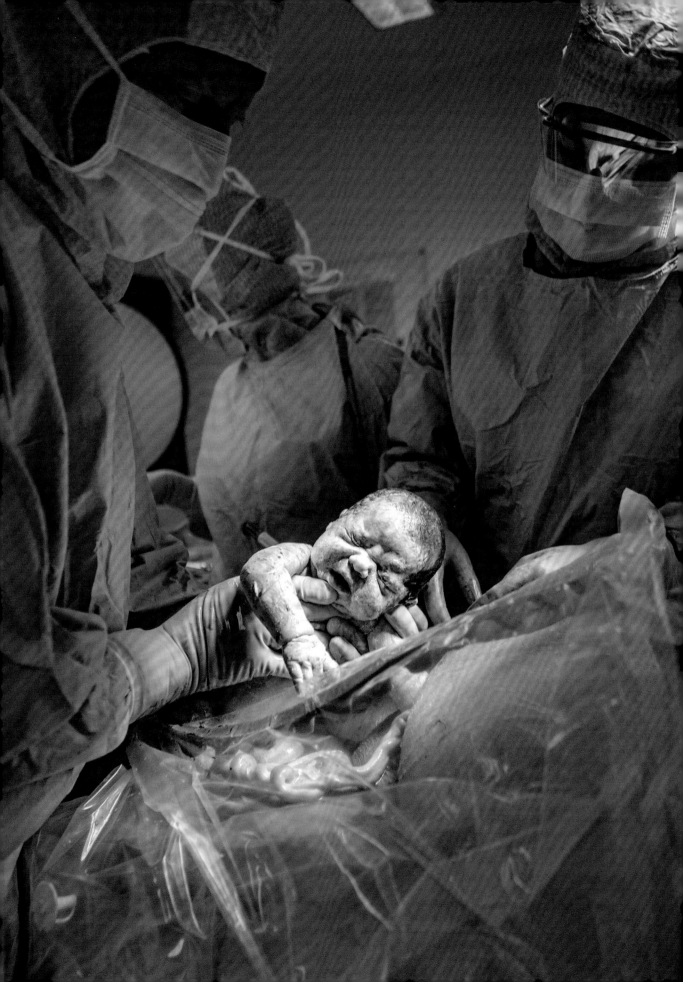

通过剖宫产迎接新生命

近年来，借助剖宫产手术出生的婴儿比例大幅增加。在美国，目前这个比例达到了 30%。对产妇是否有权利自行决定选择剖宫产的问题，现在依然存在争议。通常情况下，除非是急诊手术，否则的话，应该由医生和产妇，以及她的配偶共同商议决定。

剖宫产手术可能是提前就已经做好了规划，不过也有可能是在分娩的过程中才发现必须接受剖宫产手术。如果存在如下几种情况，需要提前计划剖宫产手术：相对产妇的产道来说，胎儿过于巨大；胎儿处于臀位、足先露或者横位（这种情况非常罕见）；胎儿不够强壮，无法承受经阴道分娩；产妇伴有严重的问题，例如先兆子痫；等等。对分娩时疼痛的恐惧，同样增加了现在剖宫产手术的比例。

导致非计划剖宫产手术的最常见原因是子宫内的胎儿无法获得足够的氧气。这也就意味着，胎儿遇险。导致这种问题的情况包括产程延长；母亲宫缩无力；胎盘过早从子宫壁剥离或者脐带滑入阴道，被胎儿的头部压迫。

一旦产妇或者胎儿的健康受到威胁，需要急诊进行剖宫产手术的时候，通常需要进行全身麻醉。不过，绝大部分产妇在接受剖宫产手术的时候只需要进行脊髓麻醉就可以了。这种麻醉可以消除身体下半部分的疼痛感觉，同时也使产妇无法移动。

从开始到结束，剖宫产手术需要花费差不多 20 分钟。

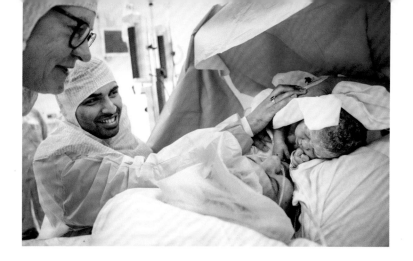

即使是通过剖宫产手术分娩，立即与母亲接触，对宝宝来说也是非常重要的

在进行剖宫产手术的时候，医生会在耻骨上方差不多 2.54 厘米的地方做一条水平切口，切开子宫壁和胎膜。此时，羊水会从切口涌出，医生则会小心地把宝宝取出来，用夹子夹住脐带，然后切断，在移除胎盘之后，缝合子宫和腹壁。在这个过程中，产妇一直保持清醒，能够和伴侣一起体验宝宝出生的时刻。在新生儿出生之后，如果一切良好，产妇马上就可以抱着宝宝，让他／她一直待在自己的胸前，直到手术结束。

手术之后，产妇通常会与伴侣和宝宝一起，在医院再待几天。随着现代外科技术的进步，如果没有出现并发症，产妇的健康很快就会恢复。

回家之后，手术的影响还会持续几周的时间。与自然分娩的产妇相比，接受剖宫产手术的产妇会更加疲倦，更不容易下床活动，有的时候还会需要别人的帮助。

在剖宫产手术的过程中，绝大部分产妇都可以保持清醒状态。这样，宝宝出生后几分钟，她就可以抱着自己的小宝宝了。

在进行剖宫产手术的时候，通常也允许伴侣进入手术室，让夫妻一起分享宝宝到来的喜悦。

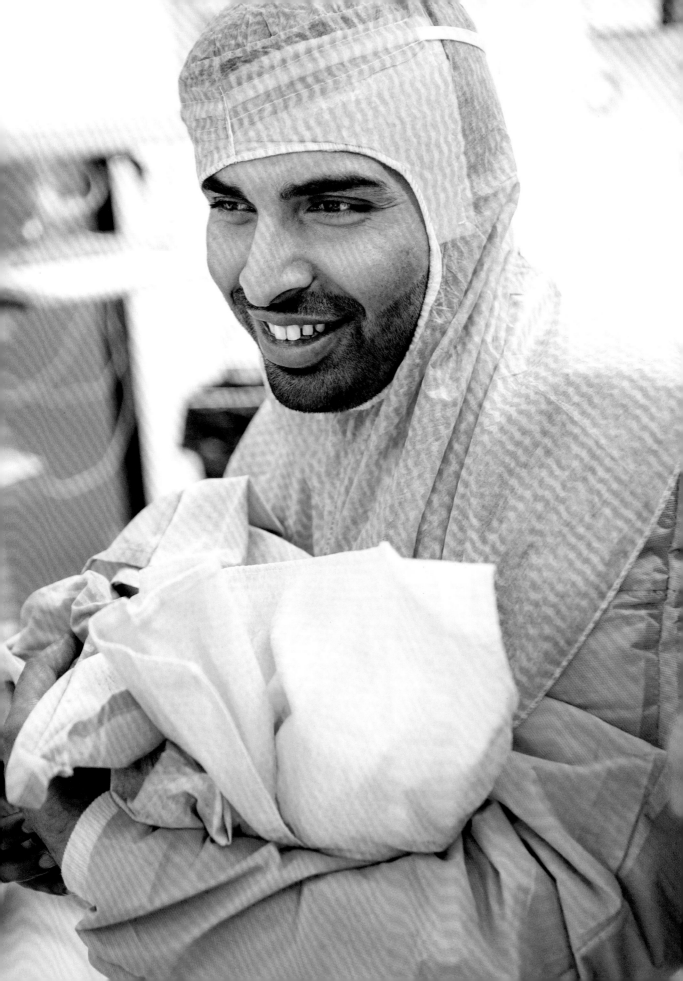

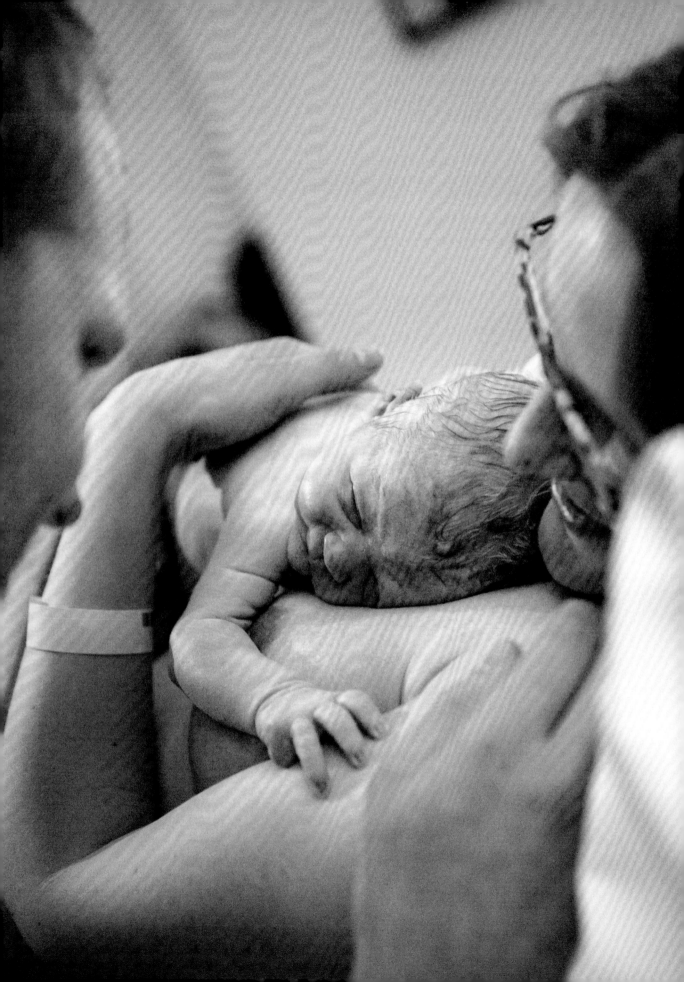

你是那么可爱！

分娩过程至此全部结束了，母亲的胸前躺着一个小宝宝。通常情况下，此时的父母都会有一种如释重负的感觉。他们的一切担心都已经过去了，妊娠和分娩对母亲造成的痛苦也已经成为历史。现在是一个特殊的时刻，无论是父母还是宝宝，都应该深吸一口气，开始缓慢而温柔地彼此熟悉。

与以往不同，人们更加敏锐地意识到，分娩之后医院里环境的重要性，进而要求医院能够根据父母和宝宝的需求，立即提供平和而安静的休息空间。皮肤与皮肤之间的充分接触有助于父母与子女建立亲密关系，也能够为母乳喂养提供良好的开端。只要新生儿情况正常，最好让母亲和宝宝待在一起，直到第一次母乳喂养。至于对新生儿进行称重、身长测量，以及其他的身体检查并不是非常着急，可以多等一会儿。在这个时候，父母多半会出于好奇，亲自数一数宝宝的手指和脚趾头。

研究结果显示，就在母亲的胸前，每一个小宝宝都会本能地按照一整套复杂步骤完成自己的第一次进餐，整个过程可以分为9个阶段。

出生后的哭泣：出生后的第一次哭泣通常需要花费30秒。独立呼吸对于新生儿来说，是一次巨大的调整。

放松：在这个阶段，小宝宝停止哭泣，身体放松并且闭上眼睛。

觉醒：小宝宝睁开眼睛，时不时会轻微地试着挺起头部。

活跃：小宝宝开始移动胳膊和腿，并且将目光紧紧盯着母亲的胸部。

爬行：小宝宝做出爬行动作，在这个过程中，常常是利用脚的后蹬动作试图移动。

休息：小宝宝停止活动，小憩片刻。

熟悉练习：如果小宝宝位于乳晕附近，会开始舔舐乳头，还有些小宝宝会舔自己的手指。

吸吮：小宝宝含着乳头吸吮。

入睡：小宝宝在吸完奶之后，会睡个长觉。

在分娩后立即把宝宝放在妈妈的胸前，对触发乳汁分泌是非常重要的。对父母来说，这也是一段美妙的时刻，常常会惊叹于宝宝的微小与完美。

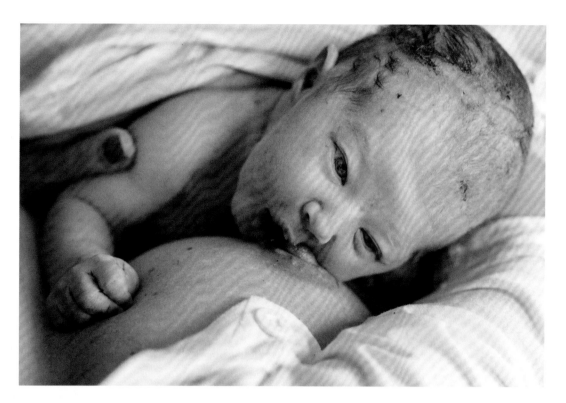

宝宝具有找到乳头的本能

　　实际上，乳汁的分泌和开始流动，需要婴儿的吸吮刺激。吸吮乳头产生的神经反射传导至母亲大脑较低位置的特定中枢，由此继续发出信号传导至脑垂体，随后脑垂体开始分泌催乳素。这是一种乳汁分泌所必需的激素。另外一种激素——催产素，能够作用于乳腺的腺体组织，使之收缩将乳汁排出乳房。催产素还有促进子宫收缩的作用。因此，在进行母乳喂养的时候，妈妈们经常可以体会到子宫的收缩，特别是在新生儿刚刚出生之后。

　　母乳喂养能够在母亲和宝宝之间建立亲密的联系。另外，母乳中富含重要的营养物质与对抗疾病的抗体，对宝宝来说，是最适宜的食物。母亲的乳汁中还含有一种成分，它能够让宝宝平静下来。在进行哺乳的时候，催产素这种具有镇静作用的激素就会被释放进入母亲体内，不仅会通过乳汁对胎儿产生影响，还会使母亲变得更加平和。

　　乳房最开始分泌的乳汁被称为初乳，量很少，但是非常宝贵，特别是在宝宝建立早期免疫防御反应方面。如果此时宝宝不愿意马上吸吮奶水，妈妈可以通过用手挤压乳房的方法，触发初乳的形成。一般在 2~3 天之后，乳汁就能够正常流出。宝宝越早习惯母乳喂养，乳汁分泌的速度就会越快。

宝宝正在凝视乳头。在经过初步探索之后，宝宝的嘴巴会含住乳头并开始吸吮。乳汁中含有新生儿需要的全部营养物质、维生素、矿物质，以及抗体。与此同时，乳汁还符合卫生要求，温度也刚刚好。

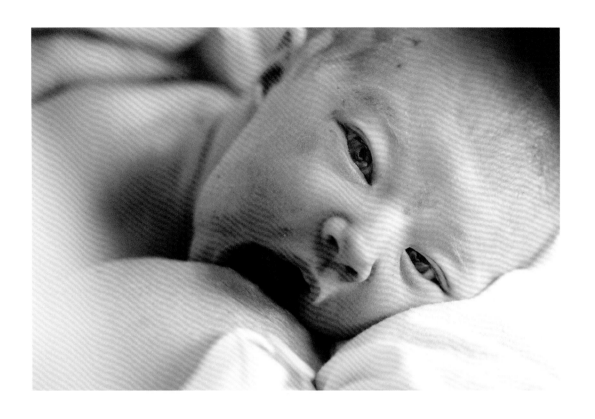

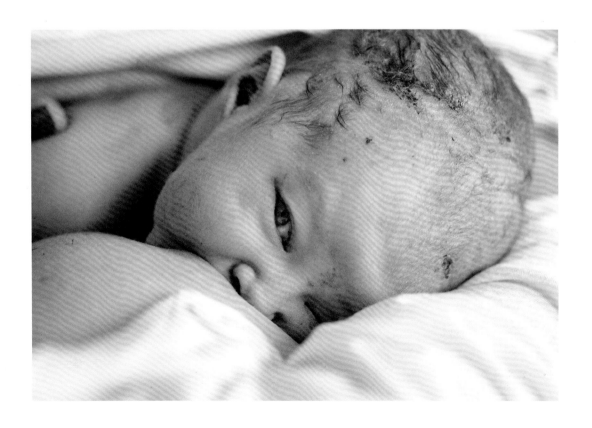

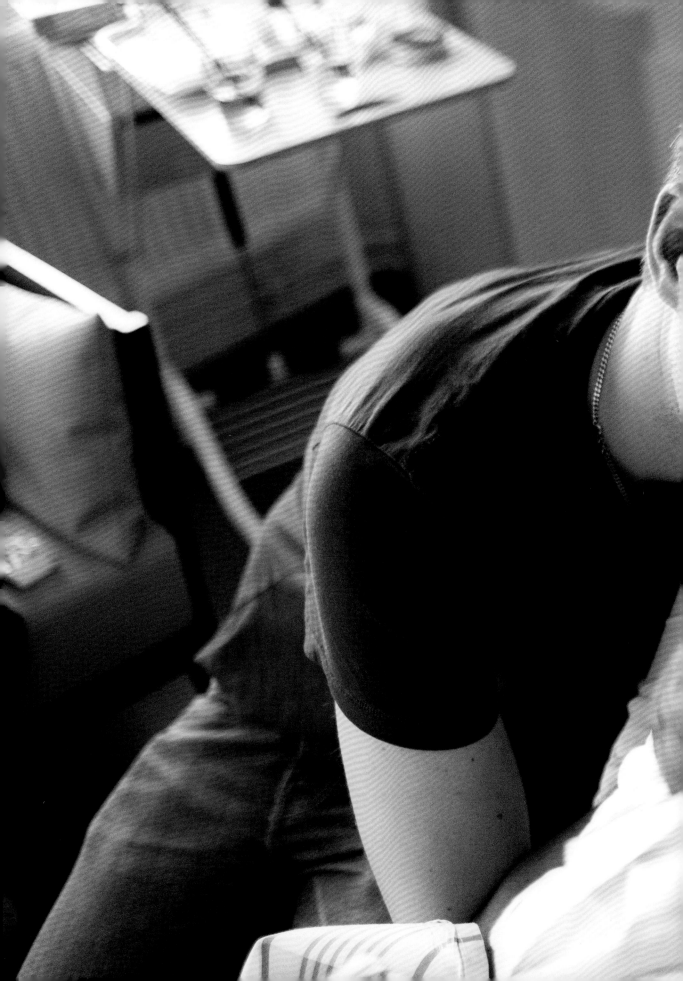

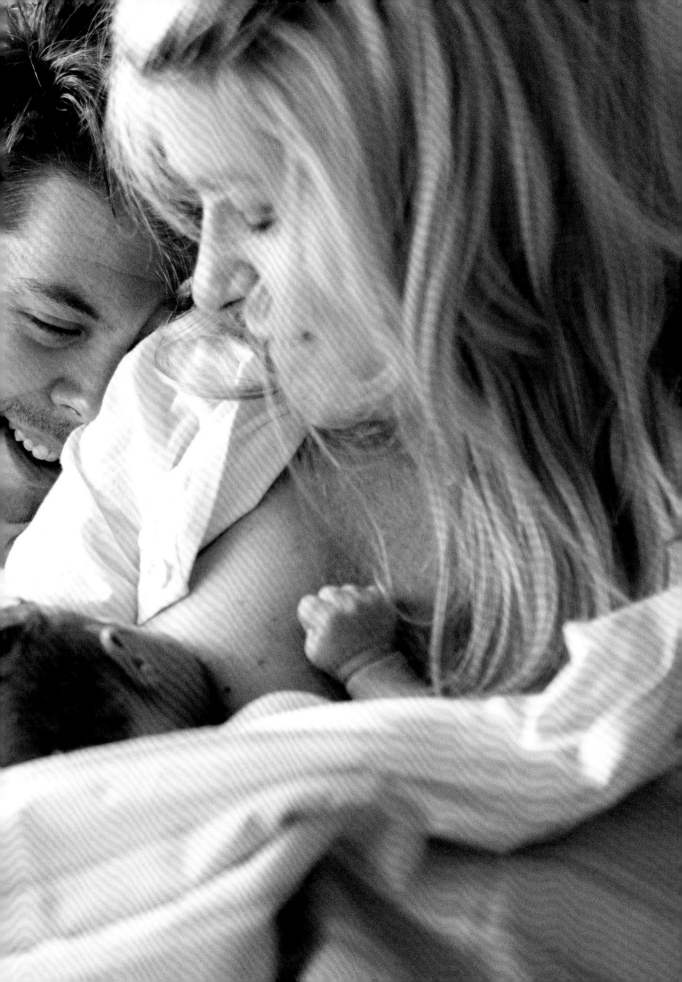

出生后的首日秀

在出院之前，儿科医生会对新生儿进行检查，仔细查看全身，听一听心肺。与此同时，还要检查肌肉的张力和反射，例如行走反射。这两项检查可以在很大程度上揭示大脑与神经系统的功能状况。新生儿需要常规进行的其他筛查项目包括：脉搏血氧测试，用来评估血液中的氧气含量；听力测试；用于筛查某些罕见疾病，例如苯丙酮尿症（PKU）的血液检查。

绝大部分新生儿皮肤会存在轻度黄染的现象。这种情况被称为新生儿黄疸，是由于那些已经完成使命的血细胞所释放一种被称为胆红素的化学物质。这些物质逐渐积累，就会导致这种情况出现。如果黄疸情况达到了中等程度，新生儿就需要接受几天光照治疗（光照疗法），直到胆红素水平降低。

在分娩结束后差不多 6 小时，有些家庭的人就可以离开医院了。不过，大部分人在回家之前会在医院待上 1~2 天。把新生儿首次带回家将会是一次奇妙的体验：整个世界看上去都出现了变化，突然之间，一个新的成员出现了，需要整个家庭去爱和关注，给人一种不真实的感觉。最初的那几天，对整个家庭来说，时间仿佛停滞不动，几乎每一件事的焦点都集中在新生儿身上。

照顾新生儿不仅会带来乐趣，同时也是巨大的挑战。这项任务看上去会占据一天之中的每一小时。特别是那些初为父母的夫妇，常常会产生一种自己十分笨拙的感觉，并且失去自信：宝宝为什么又哭了？我是不是做错了什么？

大多数新手妈妈通常会感到筋疲力尽，这是因为需要在夜晚喂养小宝宝。新手妈妈的睡眠习惯完全被打破，这种情况只有到小宝宝能够一觉睡到天亮才会结束。因此，在这个阶段，爸爸为新手妈妈提供支持和帮助就显得非常重要。熬过这个阶段，小宝宝开始趋向于在白天的睡眠时间越来越短，同时展示出越来越多的个性，表现出各自的习惯和需求，甚至是强烈的意愿。对整个家庭来说，此时需要花一段时间来重新建立日常习惯，以及生活节奏。

在出生后的第6~8周，产科医生会对产妇进行最后一次访视，以此来确保产妇的身体已经从怀孕与分娩所带来的影响中彻底恢复。在访视过程中，产科医生会检查产妇盆底的恢复情况，并与产妇一起探讨如何对盆底进行锻炼。父母双方还可以和医生一起回顾分娩前后的情况，讨论在哺乳阶段，以及之后对节育方式的选择。

对宝宝来说，定期预约儿科医生或者健康儿童门诊就诊是必不可少的。健康门诊在宝宝出生之后的最初几个月可以多一些，此后逐渐减少，到了儿童后期维持一年一次的频率。这些就诊过程，是父母获得支持的重要来源，有助于解决他们在养育宝宝的过程中出现的问题。绝大部分儿科医生具有固定的通话时段，家长还可以在任何时候通过急诊电话与医院和医生联系。在这个过程中，家长对自己能力和判断力的信心将会与日俱增。

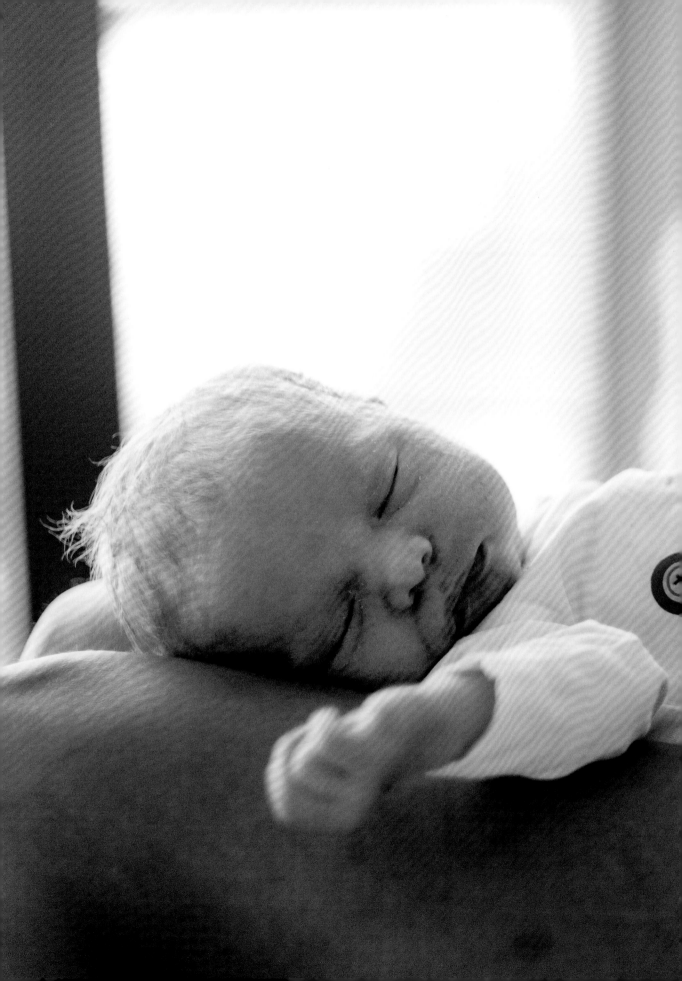

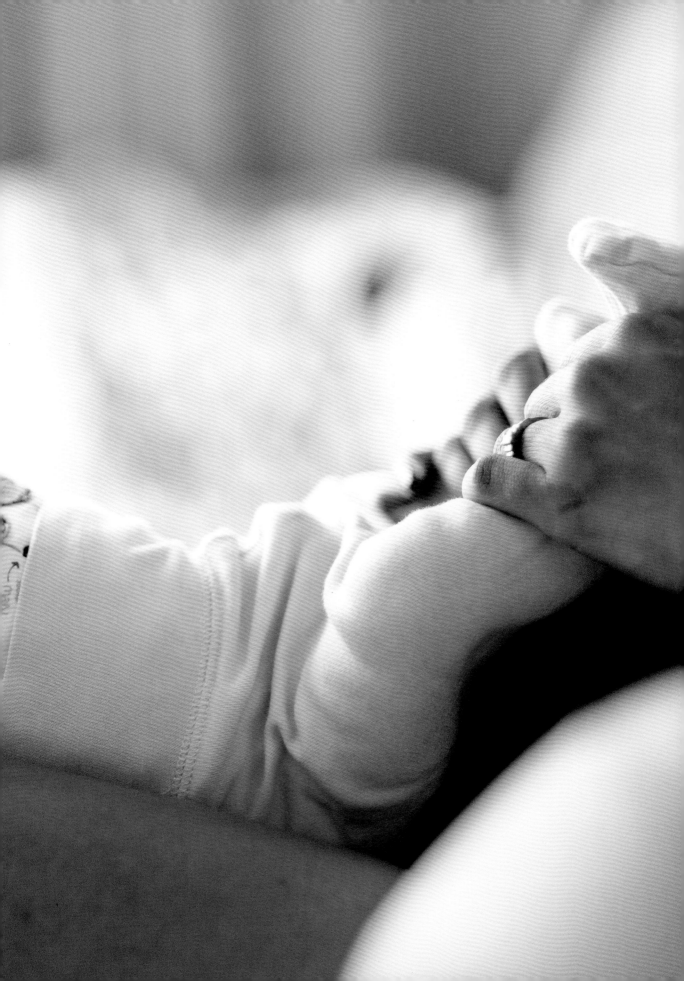

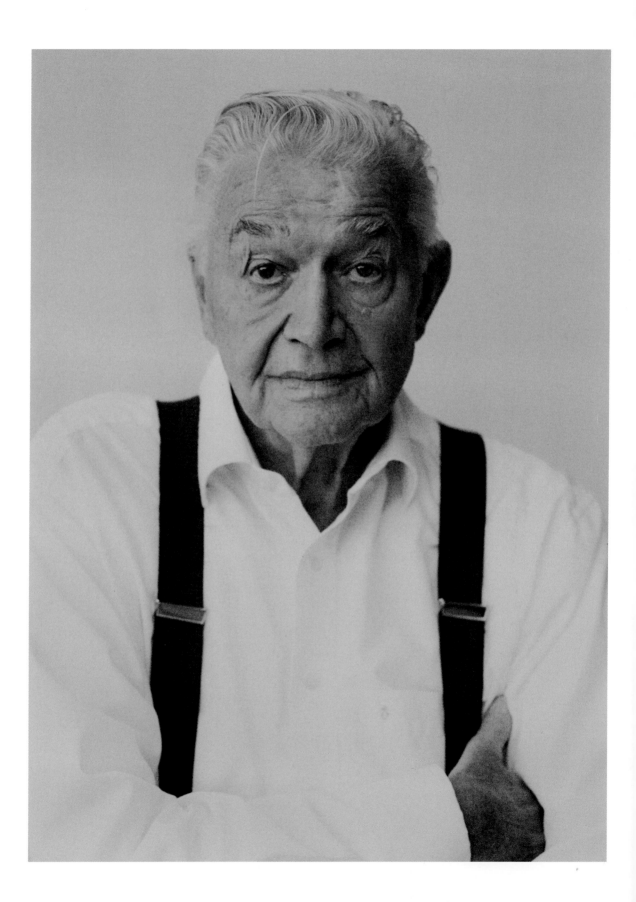

伦纳特·尼尔森

　　正是由于伦纳特·尼尔森（1922—2017）为本书所做的工作，使他成为医学摄影的先驱之一，在人类摄影史中占有一席之地。在20世纪40年代，伦纳特·尼尔森开始了摄影记者的职业生涯。1945年，他发表了自己第一部主要的专题摄影——《拉普兰的助产士》。在接下来的几年里，伦纳特·尼尔森一直在磨炼自己通过影像讲述故事的能力。

　　伦纳特·尼尔森在职业生涯的早期就沉迷于科学和技术。1952年，他构思了一个设想，打算讲述生命在子宫中发育的故事。第二年，伦纳特·尼尔森把自己的想法告诉了《生活》杂志的编辑。从1958年开始，伦纳特·尼尔森花费了7年时间完成自己的构想，参与合作的人员包括来自斯德哥尔摩5所医院的医生、科研工作者，以及其他的职员。

　　为了自己开创性的工作，伦纳特·尼尔森努力寻找自己所需要的技术。最初是利用微距镜头，以及光学显微镜为大家展示胎儿的生活，此后还借助了扫描电镜及超广角内窥镜。在斯德哥尔摩卡罗林斯卡学院，伦纳特·尼尔森拥有自己的工作基地。基于基地里的工作，他在杂志上成功发表了文章，而文章最终又演变成了他坚持一生的工作。伦纳特·尼尔森利用50多年的时间，捕获精彩的影像瞬间，为大家讲述人类的出生故事，与此同时，还向我们展示了很多身体内部最深处的秘密。他所拍摄的那些照片，特别是记录人类生命最初几天的照片，现在已经被认定为有史以来具有重要影响力的照片系列之一。它们的出现改变了数百万人对孩子出生前生活的看法。

致　谢

我们如何出生的故事把所有人类作为一个整体联系在一起。也许正是这个原因，伦纳特·尼尔森在他持续一生的工作中找到了如此众多充满热情的合作者。

邦尼尔·法克塔出版社希望向下列人员以及组织表示诚挚的谢意。在拉尔斯·汉伯格、古德伦·阿瓦斯卡尔，以及琳达·弗塞尔准备本书改版的过程中，这些人员及组织曾经提供了大力帮助：安德斯·林德（Anders Linde）、夏洛特·赫勒斯汀（Charlotte Hellsten）、埃里克·比约克（Erik Björck）、蒂娜·罗曼（Tina Råman）、卡罗林斯卡大学医院的胎儿医学中心、斯德哥尔摩超声波助产士门诊、卡罗林斯卡·赫丁产科诊所和生殖医学诊所、斯德哥尔摩南部综合医院新生儿护理科、瑜伽沙拉网站、卡拉维根妈妈米娅儿童保育中心、古尔马斯普兰助产士诊所。

安妮·菲耶尔斯特伦希望感谢汤米·哈尔曼（Tommy Hallman）和安德斯·约翰逊（Anders Johansson）。感谢他们帮助处理了伦纳特·尼尔森的影像。与此同时，她还向亚历山德拉·科纳基亚·菲耶尔斯特伦（Alexandra Cornacchia Fjellström）表示了感谢。

怀孕的女性是非常脆弱的。对孕妇及其配偶来说，妊娠阶段也是生活的重要转型期。因此，我们在最后还要特别感谢那些处于这个特定时刻，依然允许我们拍照的人们。没有她们的帮助，本书的完成及出版则毫无可能。

美国的出版商在将本书翻译成为英语的时候，曾经就美国的产科情况咨询了利拉·舒勒（Leila Schuler）医学博士，希望借此一并表示感谢。

索 引

A

阿普加评分 190
阿司匹林 182
按摩 154，172，175，182

B

胞饮突 72
背痛 25，132，135，152
苯丙酮尿症 204
比例，胎儿的身体比例 81，116，142，195
臂骨 116
不成熟的精子 17，32，35，118
不成熟的卵子 22
不孕 63，83

C

产后 157，182，183
产后痛 190
产科 145，157，163，180，182，205，210
产前保健 111，112，115
产前锻炼课程 135
产前课程 157
产前诊断检测 122
产钳 180，183，186
产前阵痛 180
超声波 63，65，83，90，112，115，118，121，122，124，125，130，135，154，176，210

超重 107
成长，胎儿的成长 30，39，59，93，121
程序性细胞死亡 14，18
耻骨联合分离 148，152
出汗 10，157
出生体重 104，106
出血 22，25，72，169，171，182，190
初乳 200
纯素食者 104
唇裂 84
雌激素 10，18，25，26，40，98
促进子宫收缩的激素 171
促黄体素 30
催产素 10，163，171，175，176，190，200
催乳素 200

D

打嗝 118，141
大脑 10，18，22，74，76，81，89，90，93，118，139，141，142，145，175，183，200，204
胆红素 204
凋亡 14
顶体 44，49
顶臀径（头臀长） 90
毒品 106

毒素 35，107
锻炼 100，111，132，135，205
对产科护理充满信心 182
对乙酰氨基酚 182
多巴胺 10，76
多氯联苯 104，107

E

恶心 72，102，130，132
耳朵 93，121，136
二噁英 104，107

F

发育 5，10，18，22，26，30，35，49，50，53，56，59，66，71，72，74，76，79，81，84，87，89，90，93，94，98，100，104，106，115，116，118，121，122，125，127，130，135，139，141，142，145，157，163，209
反射 136，141，186，190，200，204
肺脏 74，79，89，94，127，141，142，145，190
分泌物 25，35，40，135
分娩时屏气用力反射 186
风疹 107，112

孵化 59, 63, 65
附睾 32, 35, 40, 66
腹部 121, 130, 135,
　141, 152, 154, 157

G

肝炎 112
肝脏 81, 94
干细胞 94, 190
睾酮 10, 30, 35, 118
睾丸 10, 30, 32, 66, 74,
　118
更年期 18
宫颈 21, 25, 26, 40, 42,
　63, 66, 135, 163, 169,
　171, 172, 175, 183
宫颈成熟 163
宫颈口 21
宫颈扩张阶段 172, 183
宫颈黏液 25, 169
宫缩无力 195
宫外孕 53, 56
骨骼 74, 84, 89, 116, 118

H

哈欠 118
海绵体 40
合成类固醇 35
呼吸 118, 130, 135,
　141, 145, 154, 157,
　167, 183, 186, 190,
　199
呼吸急促 135
缓解疼痛 175, 176, 182,
　183
黄体 26, 56, 72
会阴切开术 183
会阴撕裂 132, 186

J

肌肉 30, 53, 53, 56,
　74, 76, 84, 89, 90,
　100, 132, 154, 190,
　204
基因 9, 13, 14, 17, 50,
　53, 74, 112, 115, 122,
　125
基因检测 115
基因异常 74, 122, 125
极体 22
脊髓 74, 81, 89, 195
脊髓麻醉 195
脊柱 89
脊柱裂 121
计划剖宫产 195
健康儿童门诊 205
脚 81, 84, 87, 139,
　141, 152, 157, 199
脚趾 118, 139, 199
紧急剖宫产 157
紧张 139, 148, 171
经历子宫收缩 169
经皮电神经刺激 182
精囊 32, 40
精细胞 32, 35
精液 32, 40, 63
精液检测 63
精原细胞 30
精子 10, 17, 18, 25,
　26, 30, 32, 35, 39,
　40, 42, 44, 46, 48,
　49, 50, 54, 63, 65,
　66, 74, 104, 112, 118
精子的头部 18, 30, 49
精子的尾巴 35, 40
精子生成 32
颈部 89

K

颈后部液体 124
静脉曲张 152
酒精 98, 106
沮丧 102

K

抗米勒管激素 63
可的松 145
矿物质 104, 200
扩张的宫颈 171

L

冷冻 66
联合筛查 122, 124, 125
淋浴 175, 182
流产 20, 56, 74, 83,
　100, 106, 107, 111,
　116, 121, 122, 125
颅骨 76, 90, 118
卵胞浆内单精子注射 66
卵巢 18, 20, 21, 22,
　25, 26, 63, 65, 72,
　74, 98, 118
卵黄囊 89, 94, 108, 115
卵壳 44, 46, 49
卵泡 20, 22, 25, 26,
　56, 59, 63
卵泡刺激素 30
卵子储备 18
卵子细胞质 22, 50

M

吗啡 182
脉搏血氧测试 204
酶 26, 44
泌尿道 74, 121
免疫系统 94, 98, 190
面部 76, 84, 89, 90,

93，116，141

母乳　157，160，183，199，200

母乳喂养　157，160，183，199，200

母体的温度　108

N

囊胚　56，59，66

脑垂体　22，30，63，72，200

脑细胞　76

内胚层　74

内细胞群　56，74

年龄，怀孕年龄　18，20，30，32，111，115，121，124

黏膜　22，26，40，53，56，59，74，139，171

黏液　25，40，169，171，190

黏液栓　169，171

尿道　32，40，74，121

尿液分析　172

尿液，胎儿的尿液　83，90，112，127，135，157，172

P

排卵　17，18，20，22，25，26，40，42，56，59，63，72，102，115

膀胱　32，157

胚层　74，89

盆底　132，135，205

盆底训练　132

盆腔麻醉　183

皮肤　18，74，84，93，

116，121，127，130，141，160，182，190，199，204

疲倦　135，196

屏障　98

破水　163，169，172

剖宫产　111，112，142，154，157，160，163，180，182，183，195，196

Q

脐带　83，94，136，141，145，147，167，190，195，196

气味　72，102

前列腺　32，40，163，171

前列腺的分泌液　40

前列腺素　163，171

青春期　18，118

曲细精管　30，32，35

去甲肾上腺素　10，76，175

R

染色体　14，17，22，32，35，50，111，115，121，124，125

染色体涂染　17

染色体异常　111，124，125

热　40，104，107，130，157，182，210

人工破膜　163

人绒毛膜促性腺激素　72，83，124

妊娠试验　83

妊娠早期　106，107，112，121，122，124，132，135，145

绒毛膜取样　122，124，125

乳房　18，72，102，136，200

乳汁的分泌　200

入盆　154，157

软骨　90，116，118

S

桑葚胚阶段　56

烧心　148

少量的　25，98

射线　63，106，163

身高体重指数　132

神经冲动　89，90，183

神经细胞　76，89，141

肾上腺　10，30，76，175，190

肾上腺素　10，76，175，190

肾脏　74，90，94，106，127

生殖器　30，89，115，118，124

生殖系统　18，35，42

生殖细胞　17，18，30

失禁　132

视力　93，142

收缩　40，50，53，56，59，79，89，90，157，163，169，171，200

手　66，81，84，87，90，94，116，118，121，136，139，152，182

手臂　14，87，116，136

手指　87，124，125，139，157，163，199

受精卵　18，22，26，50，53，54，56，65，66，112

输精管 32

输卵管 21，25，26，40，
　42，44，53，56，59，63

输卵管的肌肉 53

输卵管漏斗 21，25，26

输卵管黏膜 53

树突 76

双胞胎（同卵双胞胎、异卵
　双胞胎） 13，112，115，
　124，135，154，160

双胎妊娠 135

双腿刺痛 157

睡眠模式 141

素食主义者 104

T

胎儿的卵巢 118

胎儿监护 169，176，183

胎儿监护仪 169

胎儿娩出阶段 172，176，
183，186

胎儿皮脂 127

胎儿的体重 125，141，
　154

胎毛 127

胎膜 196

胎囊 190

胎盘 56，59，72，79，
　81，89，94，98，100，
　104，106，112，116，
　118，124，125，132，
　145，160，163，171，
　172，175，190，195，
　196

泰诺 182

唐氏综合征 111，121，122，
　124

疼痛 72，148，172，175，

176，180，182，183，
　190，195

踢腿 130，136，157

体外受精 63，66

体温 25，65，127，169

听力 93，107，136，141，
　142，204

听觉 76，136

听力测试 204

头皮电极 176，186

推测预产期 83

腿（译文中意译为下肢骨骼）
　84，87，108，115，118，
　122，130，136，148，
　157，199

臀位 195

脱氧核糖核酸 14

W

外胚层 74

微管 42，50

维生素 104，190，200

尾骨 87，89

位置 14，22，26，48，
　50，74，84，87，93，
　116，118，124，141，
　147，172，200

胃酸过多 148

无创产前检测 122，124

无痛性的子宫收缩（布拉克斯
　通·希克斯收缩） 157

X

吸吮大拇指 136

吸烟 104，106，107，111

细胞分裂 53

细胞核 14，18，44，49，
　50，66，94

细胞质 22，44，48，50

细胞游离DNA 118，124

先天性疾病 20

先兆子痫 112，142，195

线粒体 20，42

小腿抽筋 148

心肌细胞 79

心跳 79，115，124，136

心脏 74，79，81，83，
　90，94，100，116，
　121，122，130，145，
　175，183

新生儿病房 142，145

新生儿黄疸 204

信件 172

行走和爬行反射 141

性别 17，115，118，124，
　125

性别分化 115

性高潮 42

性激素 10，18，30

性交 25，42，171

性染色体 17

胸腺 30，94

嗅觉 139

血红蛋白水平 112

血流分析 135

血细胞 74，112，135，
　204

血细胞计数 112

血压 112，135，157，
　172，183

血液检测 112

循环系统 74，83，94，
　98，125，132

Y

眼睑 93，116，139，141

眼睛 13，84，89，93，130，139，141，199

羊膜腔穿刺 122，124，125

羊水 81，100，108，116，118，125，127，132，139，141，145，154，169，196

氧合 176

药物 56，63，98，104，106，112，135，145，148，154，180，182，183，190

一氧化二氮 176，183

医院 154，157，169，171，172，175，182，196，199，204，205，209，210

遗传物质 14，18，20，22，30，49，50，53，66，121

遗传学 13

乙酰胆碱 76

异常 74，84，107，111，121，122，124，125

阴部神经阻滞 183

阴道 21，25，26，40，42，63，72，112，115，121，135，145，157，160，169，171，172，175，183，186，195

阴道超声 63

阴道出血 25，72，169，171

阴道分泌物 25，135

阴道检查 172，175

阴蒂 115

阴茎 32，40，115

阴囊 115

应激激素 175

硬膜外麻醉 180，183

诱导分娩 145，157，160，163

瑜伽 135，210

与糖相似的分子 59

预产期已过 163

月经周期 20，22，25，40，74

孕周 74，112，115

孕酮 26，56，66，72，98，171

运动 26，32，35，40，42，44，49，50，53，63，76，81，84，90，100，108，115，118，135，141，183

Z

在分娩的过程中 132，157，175，176，180，182，195

早产 107，135，142，145

早产儿 145

着床 59，66，72

着丝粒 14

针灸 182

真菌感染 135

真空吸引器 180，183

止痛药 180，182

痔疮 152

中间部分 30，42，49

中胚层 74，89

肿胀 63，157

准妈妈的体重 130，132

轴突 76

助行器 176

滋养细胞 22，25，26，40，44，53

子宫 5，21，22，25，26，39，40，53，56，59，63，65，66，71，72，74，81，93，94，98，100，104，106，107，112，115，116，118，130，132，135，136，139，141，142，145，147，152，154，157，160，163，169，171，172，175，176，182，190，195，196，200，209

子宫里的空间 154

子宫内膜的纤维瘤 63

子宫松弛剂 176

子宫黏膜 22，59

坐骨棘 172

图书在版编目（CIP）数据

孕育：镜头下的 40 周 /（瑞典）伦纳特·尼尔森等
著；桂林译 . -- 北京：科学普及出版社，2022.10
书名原文：ETT BARN BLIR TILL
ISBN 978-7-110-10497-2

Ⅰ.①孕… Ⅱ.①伦… ②桂… Ⅲ.①妊娠期—妇幼
保健—基本知识②胎教—基本知识 Ⅳ.① R715.3 ② G61

中国版本图书馆 CIP 数据核字（2022）第 151095 号

著作权合同登记号：01-2022-0918

策划编辑	王晓义
责任编辑	王晓义
封面设计	中文天地
正文设计	中文天地
责任校对	邓雪梅
责任印制	徐　飞

出　　版	科学普及出版社
发　　行	中国科学技术出版社有限公司发行部
地　　址	北京市海淀区中关村南大街 16 号
邮　　编	100081
发行电话	010-62173865
传　　真	010-62173081
网　　址	http://www.cspbooks.com.cn

开　　本	889mm×1194mm　1/16
字　　数	172 千字
印　　张	13.5
版　　次	2022 年 10 月第 1 版
印　　次	2022 年 10 月第 1 次印刷
印　　刷	北京博海升彩色印刷有限公司
书　　号	ISBN 978-7-110-10497-2 / R・904
定　　价	98.00 元